文 颐 /主编

守护童心：
疫期学前儿童心理防护指导 Q&A

家庭指导版

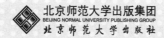

北京师范大学出版集团
BEIJING NORMAL UNIVERSITY PUBLISHING GROUP
北京师范大学出版社

图书在版编目（CIP）数据

守护童心：疫期学前儿童心理防护指导 / 文颐主编. —
北京:北京师范大学出版社, 2020.5
ISBN 978-7-303-25808-6

Ⅰ.①守… Ⅱ.①文… Ⅲ.①学前儿童—日冕形病
毒—病毒病—肺炎—心理疏导—问题解答 Ⅳ.①R395.6-
44②B844.12-44

中国版本图书馆CIP数据核字（2020）第065698号

营销中心电话　010-58802755　58801876
北师大出版社职业教育分社网　http://zjfs.bnup.com
电 子 信 箱　zhijiao@bnupg.com

SHOUHU TONGXIN YIQI XUEQIAN ERTONG XINLI
FANGHU ZHIDAO Q&A
出版发行：北京师范大学出版社 www.bnup.com
　　　　　北京市西城区新街口外大街12-3号
　　　　　邮政编码：100088
印　　刷：北京京师印务有限公司
经　　销：全国新华书店
开　　本：880 mm×1240 mm　1/32
印　　张：5.5
字　　数：132千字
版　　次：2020年5月第1版
印　　次：2020年5月第1次印刷
定　　价：28.00元

策划编辑：项目统筹　　　　　责任编辑：周　鹏
美术编辑：焦　丽　　　　　　装帧设计：焦　丽
责任校对：包冀萌　　　　　　责任印制：陈　涛

参与本书编写出版的机构与人员

（排名不分先后）

策划单位

中国教育学会学前教育专业委员会

四川省心理学会

成都师范学院心理学院

四川省早期教育行业协会

北京师范大学出版集团

撰稿组织单位

四川省心理学会学前儿童心理与教育专业委员会

四川省高校人文社科重点研究基地0～3岁儿童早期发展与教育研究中心

撰稿团队

成都师范学院	卢 雄	胡 韬	文 颐	罗小华
	程 敏	马巍莹	余红梅	石贤磊
	韩蕾蕾	任玉梅	丁 玲	
成都大学	万 中	范 勇		
乐山师范学院	王立新			
绵阳师范学院	王洲林			
四川师范大学	马丽娜			
西华师范大学	李雪平	史丽君		
西昌学院	黄远春	张 祎		
雅安职业技术学院	王 丽	兰小彬		
泸州职业技术学院	谢应琴			
成都市金牛区妇幼保健院	安彩霞			
成都市青白江区妇幼保健院	李 华	徐 平	武文静	

四川省早期教育行业协会	周恩睿
成都市金牛区社区教育学院	杨秀蓉　周　蕾
成都市洞子口职业高级中学	薛　斌　李昕晨　吴亚君　柳春燕
成都市天府新区华阳幼儿园	徐途琼
成都市新津县华润幼儿园	罗赛华
阳光樱福亲子同步成长中心	杨君莊
绵阳市全稚园托育中心	李通俊
宜宾市鲁家园幼儿园	陈　彬　刘　桢　蒋海鹰　凌　芝
成都市第四幼儿园	寿新梅　吴　桃
成都市第九幼儿园	陈先蓉　张　泉
江油市太平镇学校附设幼儿园	魏艳琼

游戏篇编写及视频制作团队

北京绿树教育机构	策划制作教师：	孙　研　郑　玉　潘　磊　郑　微
	参与拍摄幼儿：	刘梓蔺　刘墨白
北京市朝阳区亚运村第一幼儿园	策划制作教师：	潘　旭　陈　静　陈　蕾　王　凌　宋艳花
	参与拍摄幼儿：	刘墨白

统稿团队

统 稿 人	周　蕾
统稿协助人	廖全明　刘文英　甘胜江

审稿团队

审稿单位	中国教育学会学前教育专业委员会	
主审专家	华东师范大学	黄　瑾　郭力平
审稿专家	东北师范大学	严仲连
	西南大学	李姗泽
	华东师范大学	左志宏　张金陵

出版团队

出版策划人	吕建生　李艳辉　江　燕　栾学东
出版实施人	姚贵平　罗佩珍　周　鹏　陈　涛　鲁晓双　张自然　冯谦益　焦　丽　苏丽娅

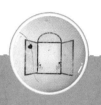

前　言

岁末年初，一场突如其来的新型冠状病毒肺炎（以下简称"新冠肺炎"）疫情迅速地改变了我们的生活：公共交通大限行，亲朋好友不串门；外出必须戴口罩，回家及时把毒消；举国上下大团结，齐心协力抗疫情……这场突如其来的疫情也深深影响了我们的情绪：担忧、紧张、恐惧、无助感……学前儿童虽然年龄小，对疫情的理解不深，受的影响相对较小，但他们从家长对疫情的担忧中、从电视等新闻媒体对疫情的报道中，从日常防疫的诸多举措中必然会感受到疫情的严重性，这无疑会给他们幼小的心灵带来或多或少的影响。如何让孩子在长时间"家里蹲"的防疫生活中保持心理健康，是广大家长不得不面对的课题。

家长对待疫情的积极态度和身心稳定的状态，是孩子心理稳定的基础。那么，家长应如何向孩子说明这场疫情、如何解释他们为何不能出门和如期返校（园）？家长又应如何利用好这次"难得"的亲子相处时光呢？在长时间"家里蹲"的过程中，家长如何与孩

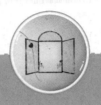

子互动游戏，愉快度过这段时间？本书收集整理了疫情防控期间家长咨询的热点问题，邀请学前教育领域的专业人士以"问题对答"方式进行通俗易懂的讲解、提出了适宜的建议，并精心拍摄制作了适合在家中开展的小游戏视频、以便给家长一些参考，用我们共同的智慧去守护童心，提升疫期学前儿童心理健康水平。

我们在回答相关问题的过程中，引用了相关专家的研究成果，因时间紧张等原因，未能一一注明，在此一并表示衷心的感谢！由于水平有限，书中有不足之处，敬请读者批评、指正，以便我们修订完善。

文颐

2020 年 2 月 11 日

目 录
CONTENTS

第一部分

疫情解释以及对儿童心理问题的判断

第二部分

疫情危机下学前儿童出现情绪变化的处理

第三部分

疫情危机下学前儿童出现行为变化的处理

第四部分
疫情防控期间在家开展学习活动的内容与方法

第五部分
游戏篇（配视频）

第一部分

疫情解释以及对儿童
心理问题的判断

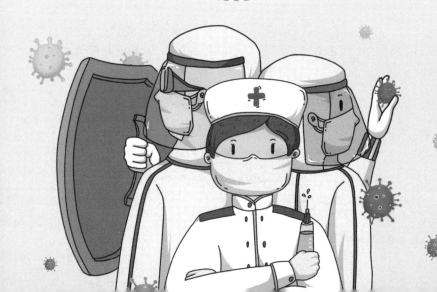

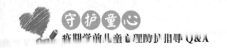

问题 1
如何让孩子坦然面对 突如其来的疫情？

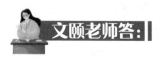

文颐老师答：

1. 不能用疫情的严重性去威胁和吓唬孩子

家长要聆听孩子讲话并与他们轻声交谈，让他们安心，并用支持的态度应对孩子的反应，倾听他们的担忧并给予他们更多的关注和爱。

家长不要当着孩子的面说类似这样的话：

（1）今天又确诊了几个病人，又有几个死亡病例。

（2）你怎么又没洗手（或不戴口罩），病毒会钻到你的身体中。

（3）妈妈要上班了，怎么办？如果妈妈被感染了，你好可怜。

（4）不要随便开门，陌生人都有病毒。

（5）我认识的一个人住进医院了，恐怕会很危险。

（6）看看电视，上面好多病人插着管，可能有生命危险了。

2. 以令人舒服、适宜的方式和孩子交流

家长可以用比喻的方式向孩子解释疫情，以令人舒服、适宜的方式和孩子交流。家长的情绪稳定、语气平静，既可以帮助孩子减轻焦虑，反过来也可以让自己的心理稳定下来。因此，家长可以这样做：

（1）把疫情比喻为一场"暴风雨"。

你可以向孩子解释这是一场隐形的"病毒暴风雨"，虽然暴风雨会持续一段时间，但再大的暴风雨最终也会消失，待在家里就能保护好自己，风雨过后又会见到彩虹。

（2）人是"超级英雄"，"超级英雄"可以战胜病毒。

把人比喻为"超级英雄"，"超级英雄"可以战胜病毒。要战胜病毒，"超级英雄"可以做以下这些事情。

戴口罩。对于小孩子来说，疫情来临时，"家里蹲"是上策。必须外出时，可以选择适合孩子面部大小的口罩，最好选用医用外科口罩。医用外科口罩上方有鼻夹条，按紧鼻夹条，可以让口罩更好地贴合面部皮肤，口罩与面部皮肤之间尽量不留空隙。太小的孩子不适合戴 N95 口罩，如果必须戴，要特别注意观察孩子的脸色、呼吸等情况。

勤洗手。最好使用肥皂或洗手液在流动的水下洗手，如果外出

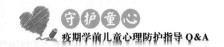

没有条件，可以使用含酒精的免洗洗手液。注意正确的洗手步骤和方法，尽量使用"七步洗手法"。

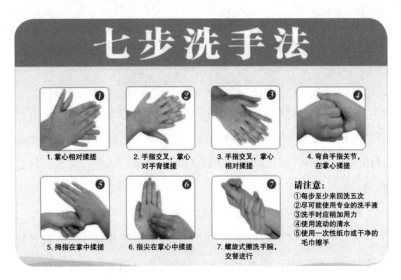

多锻炼。居家期间，家长可以带孩子做适量的室内运动（可参阅本书第五部分），但须注意安全，穿着适宜，运动适量，避免捂得过热或着凉。

这样我们就可以保护自己和周围的人，让病毒也离我们远远的。

问题 2
如何给孩子解释疫情防控期间的坏消息？

万中、罗赛华老师答：

新冠肺炎疫情严峻，人们在关注疫情的同时，许多情绪也会随之产生，如恐惧、焦虑、愤怒、悲伤等。孩子可能会通过家长忧心地谈论、观看新闻，或通过媒体报道而知道坏消息的存在，也可能会受到家长情绪的影响而不安。因此，家长隐瞒实情是行不通的，反而会让孩子不自觉地陷入不确定的恐慌和担忧之中，用不切实际的幻想去认识那些现阶段自己还难以理解的问题。这时候，家长一定要以理性、包容的态度对待孩子的疑虑。

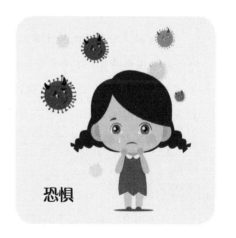

恐惧

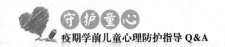

1. 充分肯定孩子的同情心

　　一般来说，年龄越小的孩子同情心越强，所以更容易对不幸的事感到悲伤和害怕。家长需要找个不被干扰的时间，认真但轻松地就事论事，把坏消息简要地告知孩子，但不用告知太多细节。例如，可以说："最近有一种病毒，叫作新型冠状病毒。科学家们正在研究这种新病毒，医生们也在救治病人。现在我们知道的是这种新型冠状病毒会传染给人，有些人会生病、不舒服，也有些人很不幸去世了，但还是有许多人被治愈出院了。"

2. 帮助孩子了解、表达和认同自己的情绪

缓解孩子情绪的实用方法

方法 1

　　在和孩子一起观看关于新冠肺炎的新闻后，聆听孩子对事件的看法和感受，不要简单地说"这有什么好担心的""不要害怕，坚强些"，等等。试试说："虽然发生了不好的事情，但我们会一起面对。""嗯，害怕和难过是正常的，爸爸妈妈有时也会有同样的感受。"家长可借此机会进行安全意识教育。

方法 2

　　宅家防疫，在让孩子共同参与做好预防工作的同时，更要注意不过度接触灾难报道。在年龄稍长的孩子因大量负面信息出现焦虑、哭闹等不良情绪时，家长应将重心放在培养

孩子安全感、引导孩子主动化负面情绪为正面情绪上。例如，和孩子一起发现"大多数人如何在危难时帮助他人""在情绪低落时，可以做些什么来进行调节"，让孩子知道之前也有类似的事情〔如2003年的严重急性呼吸综合征（SARS）〕发生，但大家都顺利地度过了，"有很多人作为志愿者在为生病的人提供帮助"等，要多向孩子传递充满希望的正能量信息。鼓励孩子在感到害怕时，及时找家长倾诉、表达，总结发现保护自己和亲人、朋友不受伤害的办法，或通过玩喜欢的游戏、画画等疏导情绪。

每一个孩子对负面情绪的接纳度不同，因此，保持日常作息规律，随时跟进孩子的情况很关键。一般3～7天，家长就可以再次跟进孩子对负面信息的感觉和想法，使之得到足够的支持和引导。孩子因负面信息产生的焦虑、不安等情绪也会逐渐缓解，直至消失。

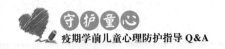

问题3
如何判断和面对孩子出现的
严重心理问题?

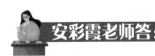
安彩霞老师答:

　　疫情防控期间，孩子可能会因生活常规、外在环境的变化出现一些跟平时不同的行为表现，家长要多关注孩子的情绪变化。比如，孩子睡眠不规律，睡眠时间少于平时，但精神状态很好；偏食，但一日总的食量与平时并无大的区别；烦躁、爱哭、打人，但能集中精力看喜欢的动画片，喜欢和家长一起做游戏，缠着家长玩；有的孩子不停地闹着要出门，能准确表达想去玩什么，会和家长讲条件。此时，家长不要着急，这些是正常的短期不适应。那么，有哪些情况可能预示着比较严重的心理问题呢？

1. 孩子有哪些表现时应该引起重视?

　　2～3岁的孩子仍然不太会说话，不能正确使用"你""我""他"。有些孩子明明会说话但突然不说了，还有的孩子不爱与人交流，常自言自语，语言内容让人无法理解。

　　孩子喜欢独自玩耍，对爸爸妈妈的指令充耳不闻，如爸爸喊他看动画片，他明明听见了但毫无反应，和爸爸妈妈也没有目光对视，对爸爸妈妈的离开也没有反应，不喜欢和小朋友做游戏，也不和爸爸妈妈做游戏。但多数会出现重复刻板的动作，比如，反复转圈，嗅气味，玩弄开关，来回奔走，不停地排列玩具，双手舞动，特别依恋车轮、风扇或其他圆形物体；反复观看电视广告或天气预报，但对动画片、游戏完全不感兴趣。

孩子有这些表现的时候，家长一定要引起重视，必要时应咨询专业的心理工作者。

2. 哪些是比较严重的心理问题，应该去看医生？

孩子表现得非常孤僻，完全拒绝和小朋友接触，也不和爸爸妈妈交流，与亲人及小朋友疏远或无故滋长敌对情绪，讨厌小朋友。无故恐惧，对什么东西都表现出害怕、退缩；焦虑紧张、自发情绪波动，突然无任何原因地大喊大叫等。

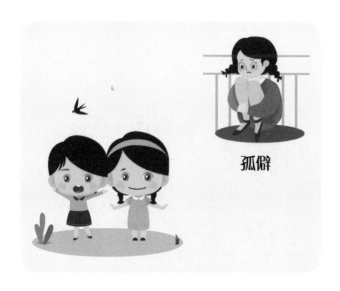

孤僻

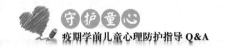

孩子常表现为言语减少、缄默、刻板重复、言语含糊不清、思维内容贫乏。大一点的孩子可能会产生离奇古怪的妄想内容，比如，自己得了很重的病。

有些年龄大一点的孩子可能会出现幻视，比如，看见天上掉下来一个人；幻听（言语性或非言语性），比如，总听见火车的声音；幻想性幻觉以及感知综合障碍，如认为自己身体变形、变丑等。

孩子常表现为兴奋不安、行为紊乱、无目的地跑动；或呈懒散、无力、迟钝、呆板、少动；或出现奇特的动作或姿势，常有模仿动作或仪式性刻板动作，如敬礼、举双手等。少数孩子表现为紧张性木僵或兴奋怪叫、冲动、无原因地动手打人或实施破坏行为，比如，突然把玩具踩坏等。

出现这些问题，家长一定要高度重视，尽早去正规医院就诊。早发现，早诊断，早干预，早治疗，早康复。

问题 4

如何理解孩子突然的行为退化（如语言退化、遗尿等）？

王洲林老师答：

儿童行为退化是指儿童在受到挫折或面临焦虑、应激等状态时，放弃已经学到的比较成熟的适应技巧或方式，退化到使用早期生活阶段的某种行为方式，以满足自己的某些欲望。例如，当压力事件过大，儿童无法解决时，一些幼年早期的幼稚行为就有可能再次出现，比如，坐在地上大哭、吸吮拇指、黏着父母不放，退回到生命早期让他感到安全的阶段，以降低其焦虑感。

儿童行为退化是儿童焦虑情绪在行为方面的外在表现。在2～4岁的孩子身上往往表现为啼哭、吵闹、烦躁、遗尿、拒食或闷闷不乐等；5～7岁的孩子会感到害怕、恐惧、焦虑不安等，并害怕被家长遗弃，往往表现为撒娇、挑剔等。主要原因是：

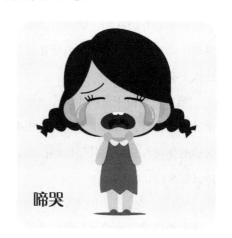

啼哭

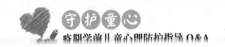
第一，父母对疫情的焦虑和恐惧会引起孩子的焦虑和恐惧，当孩子的这种情绪无处释放时就会抑制其能力。明明可以自己吃饭了，现在偏偏要大人喂；明明不再尿床了，却又再次尿床；或者怕黑，不敢独自睡觉等。

第二，6岁前的孩子还不能很好地区分想象和现实，容易把想象的东西与现实的东西相混淆。媒体上反复出现疫情的负面消息，生活中熟悉的场所如幼儿园、商场甚至小区都不再安全，"聚会"和"玩耍"等熟悉的词与可怕的疾病结合在一起，这些都会引起孩子的焦虑、紧张、不安和恐惧。

并不是所有孩子面对焦虑不安的情绪时都会表现出行为退化。行为退化的孩子往往在生命的早期遭遇过某种挫折或创伤，行为退化让其拥有心理上的安全感。

长时间的行为退化对孩子的认知、人际交往等方面的发展会造成长远的不良影响。那么，面对孩子的行为退化，父母该如何做呢？

第一，父母要稳定情绪。面对疫情，父母保持情绪稳定，就是送给孩子最好的礼物。年幼的孩子往往通过父母的情绪和行为来观察和体验这个世界。父母情绪稳定是一种内在和外在的影响力，会让孩子有安全感。

第二，维持正常的生活作息。突发的疫情可能会打乱原本的假期计划，在这种情况下，就需要根据情势的发展调整计划，维持有规律的生活作息。尤其是低幼孩子，稳定、规律的生活更有助于维持其安全感。

第三，多给孩子传递积极正面的消息。人们常说"老师、父母的话在低幼孩子心中就如同'圣旨'"，低幼孩子往往对大人的话深信不疑。父母一定要给孩子积极正面的消息、给孩子信心，相信疫情一定会过去，很快就能出去和小伙伴一起玩。

第四，鼓励孩子表达负面情绪。当孩子出现对疫情的紧张、对他人的同情、对生活计划被打乱的不满等情绪时，父母要鼓励孩子用语言把这种情绪表达出来，或利用游戏、绘画等方式帮助孩子表达自己的情绪。表达负面情绪可以减轻孩子内心的压力，减轻心理负担，促进孩子健康成长。

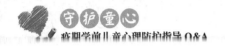

问题 5
如何理解孩子控制不住地反复洗手、洗脸行为?

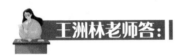

王洲林老师答:

  在日常预防中,父母反复强调要勤洗手,保持手部卫生。这使有些孩子感到恐慌,觉得空气中到处都是病毒,担心裸露在外的手和脸被病毒感染,因而反复洗手、洗脸,每次洗手时间长达半小时甚至更长。心理学有一个专业名词叫"强迫状态",这种情况下的反复洗手、洗脸行为可以称作"强迫行为"。

  孩子反复洗手、洗脸是对疫情造成的恐慌的过度反应,出现过度反应的原因如下。

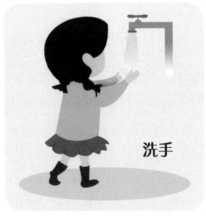

洗手

14

第一，孩子还不能科学地理解新型冠状病毒的相关知识，误以为空气中到处都是病毒。

第二，孩子通过反复洗手、洗脸来缓解恐慌的情绪，否则就如热锅上的蚂蚁，坐立不安。

第三，个别孩子敏感多疑、思虑过多、小心谨慎、瞻前顾后、犹豫不决、优柔寡断。具有这些性格的孩子面对威胁，往往更容易出现过度反应。

反复洗手、洗脸会影响孩子的正常生活。面对这个问题，父母该如何做呢？

第一，选用适合孩子认知发展水平的绘本，向孩子介绍新型冠状病毒的相关知识。在向孩子讲解绘本时，父母一定要用符合孩子年龄的通俗的话讲解。

第二，不要过度关注孩子的这种强迫行为。人们面对突然出现的疫情感到恐慌是一种普遍的情绪反应，低幼孩子由于认知、性格等方面的原因，往往会出现过度的焦虑和恐慌情绪反应。此时此刻，父母过度关注孩子的这种强迫行为，往往会让孩子更加焦虑和恐慌，反复洗手、洗脸行为会越来越严重，影响孩子的正常生活和健康成长。

第三，转移孩子的注意力。孩子年龄越小，注意力越容易转移，父母要尝试发现和发展孩子的兴趣，将孩子的注意力进行转移，同时把孩子的行为转移到其他感兴趣的事情上去，越投入越好。当投入地做令人愉快的事情以后，孩子的心情会变得愉悦，焦虑情绪会有所缓解，做事就会愈加投入，大脑里充满的就是这件愉快的事情。不知不觉间，强迫行为就会逐渐消失。

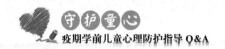

问题6
如何给孩子解释病毒与身体的关系?

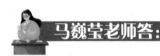

　　新型冠状病毒的肆虐,让"病毒"一词成为近期的高频词。无论是成人还是孩子,都开始对病毒有了恐惧感。该怎么跟孩子解释病毒与健康的关系呢? 病毒一定会让我们患上疾病吗?

　　简单来说,病毒是一类具有遗传、复制等生命特征的微生物。病毒体积小,结构和生命形式简单,具备遗传、变异、进化的能力。病毒不能单独存活,需要寄生于其他生命体,并从其他生命体的细胞里获取其赖以生存的能量和物质。

1. 病毒的危害性

　　有的病毒具有传染性,对我们的生命健康具有危害性。有的病毒会诱发良性肿瘤,有的会诱发恶性肿瘤。病毒感染通常发生在感冒等上呼吸道感染后,病毒颗粒经由我们的血液循环系统,进入我们的身体,破坏我们的神经节细胞、微血管等的结构,从而对我们的身体造成一定程度的伤害。

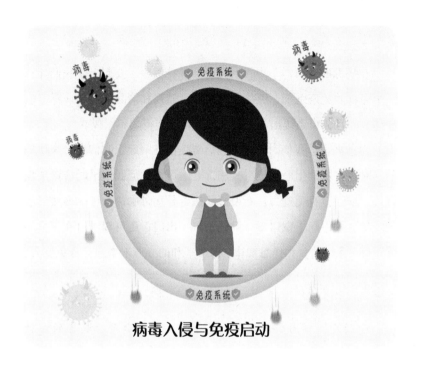

病毒入侵与免疫启动

2. 病毒的价值

我们从出生起就开始和病毒打交道，大可不必谈病毒色变，因为病毒并非一无是处。病毒在人类生存和进化的过程中，起到了非常重要的作用。人类和脊椎动物从病毒那里获得了100多种基因。另外，研究表明，人类自身复制脱氧核糖核酸（DNA）的酶系统，也可能来自病毒。有的病毒是特效药，可以防治一些疾病；有的病毒是特效杀虫剂；有的病毒在生态平衡中起着关键作用，能促进物质循环和能量交换；有的病毒能够刺激和促进免疫系统的进化。

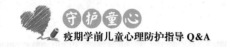

3. 免疫系统让我们在病毒的"海洋"中远离疾病

在病毒的"海洋"中，人类能够保持健康，要归功于我们拥有一个完善的免疫系统。免疫系统能持续监视和清除来袭的病毒等病原体。一旦免疫系统出了问题，人体就会变得弱不禁风。

总的来说，我们时时刻刻和病毒生活在一起，它们在带来疾病的同时也在协助生命的维系。病毒并不可怕，但我们平时应该加强锻炼，增强自身免疫力。新型冠状病毒是病毒中的一种。面对当前的疫情，我们除了戴口罩、勤洗手、少出门，还可以通过在家里加强锻炼、保持饮食和作息规律、保持平和的心态来增强自身免疫力。

温馨提示

小朋友打预防针（接种疫苗），也是人类预防病毒的一种方式。

第二部分

疫情危机下学前儿童出现情绪变化的处理

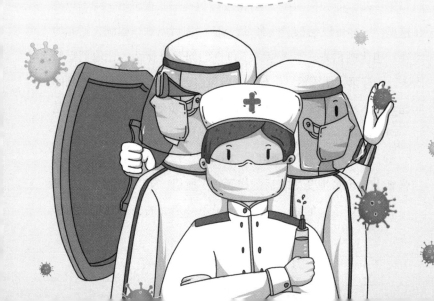

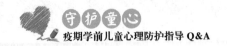

问题 7

如何对待孩子的紧张、恐惧和担忧？

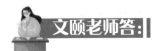
文颐老师答：

有时候外表乖巧、内向、敏感的孩子，内心深处藏着更深的忧虑，也许其潜藏的情绪问题会更大。家长在家可以做一些有创意的活动，帮助孩子释放不快，解除忧虑。

1. 绘画

绘画活动可以帮助孩子释放他们的恐惧和忧虑，缓解压力。

第一步，假如你的孩子和你说："妈妈，我很害怕，我不想待在这里。"你可以给孩子一张纸，说："你可以画一幅画，把你的恐惧、担忧画出来。"无论孩子口中的问题是什么，让他把它画出来。画好第一幅画后，引导孩子解读自己的画，解读自己遇到的问题。这样才能让孩子真正理解怎样一步一步地解决问题，什么是"一切真正变好了"。过程可稍舒缓。

第二步，给孩子第二张纸，这一次说："看着第一幅画，在第二张纸上画出事情变好之后的样子。"所以，第二张纸会是一幅"一切都变好了"的画。当然，孩子不一定真的会感到"一切都

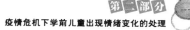

变好了"，他们可能会说："我没有感觉一切都变好了呀！"没关系，你可以说："你只需要看看第一幅画，然后把事情变化的样子画出来。"

第三步，告诉孩子"这时候我们有两幅画了，第一幅画的是问题，第二幅是好

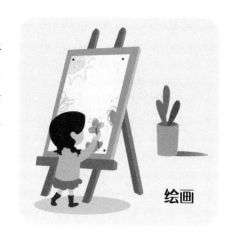

绘画

转的样子。那第三幅画，就像魔杖一样，是能够把第一幅画变成第二幅画的一幅画。闭上眼睛，你会看到什么，想一想是什么东西能够让画变化呢？"你可以这样引导孩子："妈妈可能会想到一朵玫瑰，爸爸告诉我他看到了一辆可以载着我们到处跑的车，我不知道你会看到什么。你想到了吗？现在把它画下来吧！"

第四步，当第三幅画也完成后，你可以让孩子再看看第一幅画，问："你想怎样处置第一幅画呢？"也许孩子想把它揉成一团、扔掉，把恐惧扔掉。然后孩子可以看看第二幅画，深呼吸一下，也许你会注意到孩子在微笑。你可以将第三幅画裁剪下来，贴在第二幅画周围，形成一幅完整的画作。

如果你的孩子还很小，那么只画前两幅画就可以了，即"问题"和"一切都变好了"。年龄较小的孩子可能会只用一种颜色涂画，然后用另外一种颜色在第二幅画上涂出"变好的样子"。寥寥几笔也没有关系，起码他们使用了两种颜色，或者画了不同的形状。

第五步，你可以把"一切都变好了"的那幅画贴在孩子床头，

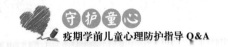
或者就放在床上，或者问孩子："你希望放在哪里？"让孩子选择放置的地方，这也是一种将恐惧转为抚慰的方法。

2. 拍照片

第一步，让孩子用手机拍照，拍自己不喜欢的或者喜欢的地方或东西。

第二步，删照片。家长可以说："如果我们不喜欢，会怎样做呢？会删了它，对吧？现在把不喜欢的选出来，删掉它之前，你得先看一眼这张照片，说说为什么不喜欢。"

第三步，保存照片。选出喜欢的，保存！家长可以让孩子说一下为什么喜欢。

第四步，美化照片。把这张照片用美图软件加以美化，保存。

让孩子把自己的大脑想象成手机里的相册，把恐惧、慌乱等不喜欢的东西删掉。

问题8
如何面对不让父母出门上班的孩子?

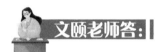

文颐老师答:

在疫情还未被完全控制的情况下,因为工作关系,父母双方或一方必须出门,孩子可能会产生强烈的焦虑感,大吼大闹、不让父母出门或整日哭泣不止。面对这种情况,父母应如何做呢?

1. 找到孩子焦虑的原因

孩子怕父母出门的原因可能是多方面的,比如,害怕父母被传染,害怕自己在家有危险,觉得没人陪伴很孤独,不能预知父母什么时候回家,等等。父母首先需要分析导致孩子焦虑的原因。

2. 针对原因寻求解决办法

(1)因害怕父母被传染而焦虑。父母可以向孩子解释自己已经获得安全的保障,比如,出门戴了口罩,错峰搭乘电梯并带消毒纸巾,开私家车不会接触更多人,单位有很多防控措施,等等,以打消孩子的顾虑。

(2)因害怕自己在家有危险而焦虑。告知孩子,爷爷奶奶(或

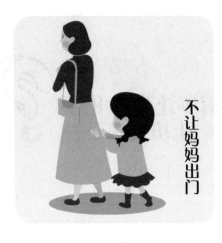

不让妈妈出门

其他人）可以很好地保护他，可以当着孩子的面给爷爷奶奶阐述一天要做的事情，还可以做一张表格，让孩子把自己配合爷爷奶奶做过的事情打上勾，父母回来检查是否有遗漏，第二天调整后继续。总之，要让孩子相信家是安全的。

（3）因为觉得没人陪伴很孤独而焦虑。可以教会家里人与孩子做一些有趣的活动。比如，一起画画、听音乐、看老照片、做家务或者选一个时间和认识的小朋友视频聊天。可以让家里人陪着孩子一起上学校或托幼机构开设的网课。情况允许的话，适当添置一些新玩具和绘本，孩子一般对新玩具和绘本是没有抵抗力的。当家里的活动丰富有趣了，孩子就不会陷入无聊的状态。

（4）因不能预知父母什么时候回家而焦虑。建议父母做一张一日活动表，列出一天的主要活动名称（如上午吃早餐、做早操、绘画，中午吃午餐、睡觉，下午进行体育锻炼、玩游戏）；每完成表格里的一件事，就让孩子画一个符号，告知孩子等所有的事情都做完了，父母就回来了。总之，要让孩子预知父母回来的时间，而不只是口头安慰。

还可能有别的原因导致孩子焦虑，但只要找到原因，相信父母就会有对策。

3. 短暂情绪失控时（此时会特别想父母而大哭大闹），转移注意力

（1）视觉转移。找到孩子父母的一些照片，拿给孩子看；画一张父母的画贴在墙上；观察家里种的植物或者养的宠物有没有变化。

（2）听觉转移。听好听的音乐，听一下妈妈昨天说的话（父母可以事先录好音，存在手机里），念一念童谣，唱一唱儿歌。

（3）嗅觉、味觉转移。给屋里洒点香水，闻一闻阳台上的花草，喝一喝喜欢的饮品，尝一尝爱吃的菜肴。

（4）动觉转移。深呼吸，一呼一吸中让孩子观察腹部的起伏；和孩子一起做有趣的亲子操。

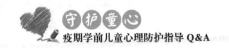

问题 9
如何处理孩子的
情绪大爆发？

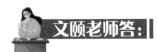

文颐老师答：

有时候不知何事激惹了孩子，引起他过度的情绪反应（如在地上打滚大哭、砸物品、扔东西等），这时父母可以尝试这样做。

1. 及时回应，保持平和

以平常的速度走过去，放慢语速告诉他:"别着急，先不哭，妈妈在。"孩子大哭时，妈妈仍然要保持平和的态度，当孩子不哭的时候马上给予关注和安慰。如果孩子有一会儿不哭，就要肯定他:"谢谢你没有继续哭。"如果孩子又哭，就不说话，待在他身边。

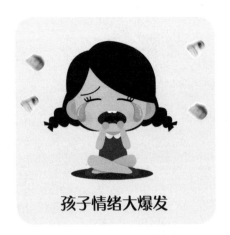

孩子情绪大爆发

2.转移你的注意力，而非孩子的注意力

孩子继续哭的话，妈妈可以抱着孩子，表示哭并没有让妈妈不爱他。但这时妈妈的注意力要转移到其他地方，比如，给家里的老人倒杯水、把衣服放到洗衣机里等，让孩子感受到哭不能解决问题。

3.孩子冷静下来时，帮助孩子表达问题

如果孩子不哭了，妈妈可以关心地问他："告诉我，发生什么事了？"不管孩子告不告诉你，这时候可以把你猜到的都说出来，帮他表述，比如："我看到你想拿桌上的什么东西，但是够不着。是这样吗？"注意，这时候找到的问题才是真正需要解决的问题，而不是"孩子哭"。

4.把握教育机会，和孩子一起解决问题

孩子刚刚经历负面情绪，还不是很能思考，妈妈可以问："你需要妈妈帮助吗？"如果孩子点头，妈妈可以继续问："那我可以怎么帮你呢？"之所以继续提问，而不是在孩子表示"需要妈妈帮助"之后就马上帮他，是为了确保孩子可以用语言回答，而不只是点头或摇头。

5.把关注点放到孩子的正面行为上

在解决问题的整个过程中，一旦发现你希望看到的行为，比如，"冷静下来不哭了""积极想办法"等，就可以和孩子有一个特别的庆祝仪式（如击掌、碰鼻子等）。

坚持如此，孩子慢慢就可以得到这样一个逻辑：我哭的时候妈妈不一定理解我想要什么，也不能解决问题，但是我有问题，可以和妈妈说，这样妈妈就知道怎么帮我了。

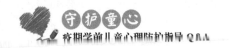
问题 10
如何抚慰莫名烦躁、易激惹的孩子？

 周蕾老师答：

疫情防控期间，孩子长期待在家中难免会出现莫名烦躁、易激惹（即一点就着）的情绪。主要原因：一是孩子充沛的精力在家中没有得到释放，产生烦躁情绪；二是家长的烦躁情绪影响了孩子。处理孩子莫名烦躁、易激惹的情绪，可以这样做。

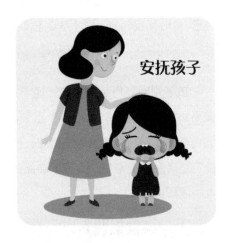

安抚孩子

第一步，家长要处理好自身的情绪，耐心、温和地与孩子进行交流。

第二步，了解孩子出现烦躁的原因，并与孩子产生共情，承认孩子烦躁的情绪。可以这样说："你想出去玩、想见其他小朋友，对不对？但是现在外面有病毒，这个病毒会让小朋友生病，其他小朋友也不能出去玩，先待在家里和爸爸妈妈一起玩吧！"

第三步，参考以下转移孩子烦躁情绪的方法。

方法 1

你可以让孩子参与到日常家务劳动中，以此释放过剩精力。孩子从小参与日常家务劳动，可以培养其劳动意识，也可使其掌握一定的劳动技能，养成勤劳的习惯，提升独立生活的能力。让孩子参与日常家务劳动，如择菜、拖地、洗袜子、整理自己的玩具等，具有操作性的任务更能吸引孩子的注意力，同时还能锻炼孩子的协调能力，这些日常家务劳动都可以将孩子从烦躁的情绪中转移出来。需要注意的是，当孩子完成某项家务时，无论完成得好不好，只要做了，家长就应该给予表扬和鼓励，调动他下次参与劳动的积极性。

方法 2

你可以选用绿豆、大豆、大蒜、火龙果籽等易于水培或少量土壤就能生长发芽的种子，带领孩子一起将这些种子放进水里或种在土里，每日和孩子一起照顾这些种子并观察种子的变化，可以用拍照或画画的形式记录下每天的变化，最后形成一份植物生长报告。在这个过程中，你可以向孩子普及植物生长、光合作用等生物学知识，每天在固定时间做观察记录，让孩子形成秩序感，培养科学观察研究的意识，也有利于孩子集中注意力和稳定情绪。

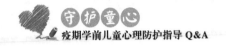

绿豆芽生长观察记录表

实施步骤	生长情况（拍照片或画画）	记录人	时间	家长指导
1.准备绿豆和饮料瓶。	拍照片留作记录。			引导孩子一起做准备，并解释要如何做。
2.绿豆加清水浸泡20小时以上。	拍照片留作记录。			观察绿豆在浸泡前后的差别，可以问："你看一看水里面的绿豆，与原来的绿豆有什么不同？"将两种绿豆摆在一起，引导孩子从颜色、形状、大小上进行区分。
3.在饮料瓶底部打个小孔，以便漏水。	拍照片留作记录。			向孩子说明应如何在饮料瓶底部打孔，并强调要注意安全。
4.将泡好的绿豆装进饮料瓶中。	拍照片留作记录。			引导孩子将泡好的绿豆装进饮料瓶中，可以问："泡过的绿豆摸起来是什么感觉？"
5.盖上一层餐巾纸，早晚各浇一次水。	拍照片留作记录。			引导孩子早晚浇水，并观察、测量绿豆芽的长度。
6.再在外面罩上一层纸箱，放在家中比较暗的角落。	拍照片留作记录。			引导孩子一起做，并介绍光合作用等生物学知识。
7.将绿豆芽做成一盘菜。	拍照片留作记录。			让孩子帮助择菜、洗菜，感受绿豆芽的味道。
8.将所有的照片做成一本小册子，形成《绿豆芽生长报告》。				引导孩子一起整理、回忆绿豆芽的生长过程。

问题 11

如何缓解孩子怕出门的紧张情绪？

徐途琼老师答：

现在，有些孩子害怕出门，这不利于孩子的健康成长。家长应如何帮助孩子克服这种紧张的情绪呢？

1. 重视孩子的心理感受，不用吓唬和威胁的办法教育孩子

家长要重视孩子的内心感受，不过分夸大和强调外出的严重性，多倾听孩子内心的想法，了解他们紧张、担忧或者恐惧的心理，注重与孩子进行多种渠道的交流。家长尽量不要用负强化的消极方式教育和影响孩子。

（1）尽量不要对孩子说吓唬他们的话，避免造成孩子的心理阴影。

（2）尽量不用夸张的语言反复强调和夸大外出的危险性，以免造成孩子内心的恐惧。

（3）尽量不用消极、紧张的态度影响孩子，以免形成负面影响。

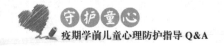

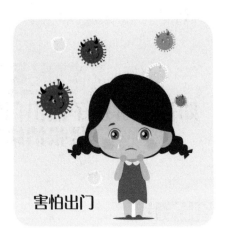

害怕出门

（4）尽量多倾听孩子内心的感受，客观公正地引导孩子正确看待特殊时期的在家和外出。

2. 注重对孩子的有效陪伴，保持积极、乐观、开朗的情绪，理性地告诉孩子在家的原因和要求，注意从正面积极引导孩子

家长尽量多与孩子进行以下话题的交流。

（1）特殊时期，我们可以在家做哪些快乐而有意义的事情？

（2）劳动和锻炼可以增强我们的身体抵抗力，我们来比一比谁最爱劳动和锻炼。

（3）医生、护士、警察和其他许多了不起的人在帮助大家战胜病毒，我们应该感恩哪些人？

（4）我们在家养成了哪些好习惯，将来出门就不会轻易被病毒感染？

（5）戴口罩、勤洗手、讲卫生，其中哪些防护可以让我们一起共同战胜病毒？

3. 科学合理地安排孩子在家的生活，积极地参与孩子在家的劳动、运动、游戏和学习，保持平静、健康的心理状态

你可以这样做：

（1）安排内容和形式多样的安静活动。例如，绘本阅读、故事阅读、手指游戏、智力游戏、棋类游戏、绘画活动等，让孩子在家不烦躁。

（2）安排内容和形式多样、能够让孩子动起来的活动。例如，体育游戏、球类游戏、劳动活动等，让孩子在家不枯燥。

（3）晚上，尽量多和孩子一起参加有助于心理健康的活动。例如，听一些舒缓的音乐、说说悄悄话、分享亲子感情。

4. 通过网络和外界保持联系，消除隔离感和陌生感

例如，与家人、朋友视频联络；看看公园、体育场、商场等公共场所的新闻，了解大家都在为战胜疫情而努力。

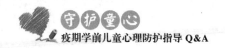
问题 12
如何让延期开学的
孩子安心在家？

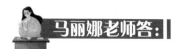
马丽娜老师答：

第一，与孩子共同制定居家生活作息表。有规律的生活能帮助孩子保持活动的秩序感，培养孩子做事前先安排的意识，尤其在疫情防控期间不能出门的情况下，稳定的作息更为重要。家长应与孩子共同商量，尊重孩子的想法与意愿，通过绘画等形式制订作息计划，内容包括起床、运动、餐点、游戏、阅读等多方面，共同建立稳定、有规律的生活起居习惯。

第二，鼓励孩子参与到家庭劳动之中。孩子生活自理能力的培养需要家长付出耐心，不能因为孩子"做不好"而剥夺其参与的机会，应鼓励孩子做力所能及的事情，包括整理自己的衣物、收拾桌子、摆碗筷、制作餐点、换洗衣物等。家长可使用积极正面的语言进行引导，告诉孩子正确做事的要诀，以帮助孩子树立"我能行！我可以！"的意识。

第三，和孩子一起享受安静的阅读时光。突然延长的假期使得家长被电子游戏、电视剧、手机控制，家长在抱怨孩子不爱读书的同时却未意识到自己已树立消极的形象。因此，家长应抓住宅在家里静下心来与孩子一起读书的机会，创设适宜的读书氛围，一起分享有趣的故事，思考遇到的问题，与孩子共同探索另一个"神秘世界"。

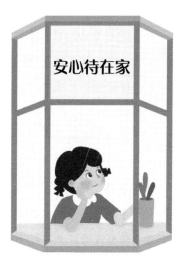

第四，与孩子一起尝试新游戏。孩子一向擅长发明游戏，也愿意做游戏世界的主人，家长的参与能够激发新的游戏主题与玩法。家长与孩子玩积木、角色扮演、身体运动类游戏，不仅有利于孩子在不知不觉的活动中锻炼身体，而且有利于促进孩子的认知发展、获得积极情绪。

家庭小游戏

游戏 1　投篮

材料准备：垃圾桶一个、报纸球若干、纸笔。

训练目标：培养投掷能力、手眼协调能力。

操作方法：家长与孩子轮流投篮计分，并随着熟练程度的提升，将篮筐变成移动版，以提高难度。

游戏 2　勺子运球

材料准备：大小不一的勺子若干、乒乓球或纸团若干、绳子若干。

训练目标：培养手部控制能力、平衡能力。

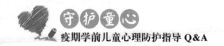

操作方法：将绳子拉成具有不同水平高度的直线以做障碍物，将球放入勺子中，游戏者举着勺子穿越障碍物，最终球不掉出勺子者获胜。

游戏 3　打保龄球

材料准备：若干空塑料瓶、小皮球。

训练目标：培养手眼协调能力。

操作方法：将空塑料瓶横向摆开，放置在 1 米外，家长与孩子轮流用球将瓶子击倒，一次击倒最多瓶子者获胜。随着熟练程度的提升，瓶子放置距离可增大。

游戏 4　打"靶"

材料准备：沙包或报纸球。

训练目标：培养投掷能力、手眼协调能力。

操作方法：一人面对墙站着，双手护住头部，可将臀部、腿部、背部按照击打难度划分成不同计分区间，另一人用球打"靶"，计算得分。

问题 13
如何缓解疫情给孩子带来的不安全感？

柳春燕老师答：

孩子还不能全面了解病毒和这场疫情，但是也能从电视、从家人的谈话以及家人戴口罩和消毒等行为中获得一些信息。我们不能回避这场长期艰巨的"战疫"，但也不要刻意紧张和焦虑。我们可以结合疫情，设计一些有趣的家庭活动，增强孩子的安全感。

1. 亲子共读绘本

如亲子共读尼古拉·戴维斯（Nicola Davies）的《微生物——看不见的魔术师》，书中有好看的插图，也会讲述"它们没有眼睛，没有手和腿，它们不是植物也不是动物，它们叫作微生物，它们成千上万""一勺子土壤里有十亿多个微生物，就像整个印度的人口那么多""它们可以通过嘴巴、伤口，或者昆虫叮咬，进入你温暖又适合它们生长的身体。它们可以不断分裂，直到成千上万，它们还是很小，但是足够多到让你生病，所以最好别让它们有机可乘""幸好，只有少数几种微生物会让人生病，大部分微生物都忙着做别的事情"。绘本可以帮助家长更科学、更客观地向孩子讲述正在发生

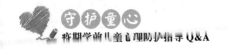

的疾病。面对无处不在的微生物、可能会致病的微生物，我们需要勇气，以及保护自己的责任心。

2. 画四格漫画

用四格漫画的形式，画出想象中病毒的样子。把害怕的事物画出来，本身就是让人心安的艺术表达方式，再画出自己、爸爸、妈妈、爷爷、奶奶等家人分别保护自己的方式（戴口罩、消毒、洗手、锻炼身体等），让孩子觉得人人都能保护好自己，从而产生安全感。

3. 家人共同玩角色扮演游戏

可由一人扮演病毒进行攻击，其他家人表演保护自己或消灭病毒的行为；或者用某个物品代替病毒，而家人分别扮演不同的社会角色，如医生、建筑工人、厨师、快递员、市长等，看看各自可以做些什么。或者玩情境游戏，比如，医生和护士如何共同救治病人，市长部署工作时要想到什么等。要注意在游戏中，不管孩子扮演什么角色，都要让他体验到一定的困难，但同时又具有掌控感。

4. 家庭分享活动

早上起床，可以互相表达今天的一个希望，比如，"我希望今天可以读完两本书""我希望药店有足够的口罩卖给需要的人""我希望生病的人都能坚强面对"……晚上，留一个家人面对面的时间，可以是晚饭时，或者晚饭后大家聚在一起，每人分享一件今天让自己感觉开心或满意的事情，比如，跳绳跳了多少个、做了什么美食、玩了什么游戏、做了什么工作，等等。家长要对孩子的分享做积极的回应，比如，"我发现你尝试做了……""你完成了……你是怎么做到的呢？""你特别擅长……""你做……的时候特别细心"。这种积极回应能支持孩子，让他产生"我可以做到""我很棒""我是有爱心的"这种信念。同时，家人坚定、温暖、细腻的分享，也会让孩子感受到稳定、有力量、充满希望。

5. 要保持与外界的联系

可以定期让孩子与小伙伴进行视频交流，给对方看看自己的新玩具、某本新书，或者说说他们自己的话题。让孩子产生一种互相陪伴、和小伙伴在一起玩耍的感觉。也可以翻看孩子以前外出玩耍的照片或视频。

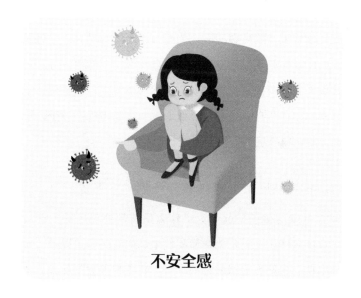

不安全感

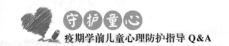

问题 14

如何减轻孩子对环境卫生的过度担忧?

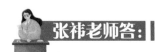

张袆老师答:

学前儿童以形象思维为主,即以他们知觉到的具体形象作为思维依据,常常只注意到事物的某一种显著特征。疫情防控期间,电视上每天都有关于疫情的报道,身边的亲人常常讨论与疫情相关的话题,再加上因防疫需要,孩子不得不长时间宅在家中,"细菌""病毒"成为孩子听见的高频词语,久而久之便可能对其产生恐惧。适度的恐惧可以让孩子注意卫生、强化自我保护。然而,过度的恐惧则易让孩子变得精神紧张,过多地担忧环境卫生,甚至总感觉身边处处都有细菌、病毒。这种对环境卫生的过度担忧不利于孩子的健康成长,此时家长应如何对孩子进行引导呢?

1. 引导孩子正确认识新型冠状病毒

家长可以与孩子一起讨论:什么是新型冠状病毒?它从哪里来?它长什么样子?它是怎样使我们生病的?甚至可以进一步引导孩子画出他心中新型冠状病毒的样子。随着想象力的展开,孩子紧张的情绪可能会得到一定程度的释放。接下来,家长要清楚地告诉孩子：我们本来就生活在一个充满细菌、病毒的环境中，但许多细菌、病毒并不会使我们生病，有的细菌还是我们的好朋友，保护着我们的身体。新型冠状病毒虽然厉害，但只要我们注意

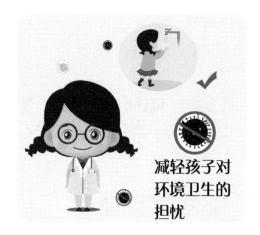

个人卫生，加强防护，它仍是可以预防的。有了这样的认识，孩子对环境卫生的过度担忧就可能会有所缓解。

2.引导孩子养成良好的卫生习惯

孩子一旦明白只要注意卫生、加强防护，就不必害怕环境中的细菌、病毒，孩子也会因此更加注重养成良好的卫生习惯。家长可参考本书问题1"如何让孩子坦然面对突如其来的疫情？"，引导孩子掌握正确戴口罩、洗手等自我保护的方法。

3.扮演清洁小卫士

与孩子一道将学到的卫生习惯以绘画的形式表现出来，并将其张贴在家里，以此提醒各位家庭成员要爱清洁、讲卫生。这对孩子来说也是一种很好的学习。

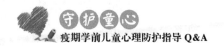

问题 15

如何减轻孩子见人就躲、怕被传染的心理压力？

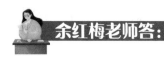
余红梅老师答：

1. 指导孩子科学地认知

与孩子讲明，新型冠状病毒虽然具有传染性，但只要我们待在家里，不出门，就接触不到被感染的人群。如果不得已需要出门，让孩子看见并学习家人出门前后防护的全过程，如戴口罩、用酒精消毒等。如果孩子和大人一起出门，让孩子参与到防护过程中，减少

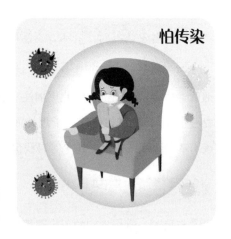

孩子的担心，对家人、对自己放心。必要的时候，还可以给孩子看视频，了解权威专家们介绍的防护方式、方法，增强孩子对防护的信任度。

2.与孩子建立良好的亲子关系

孩子的生活自理能力及独立性较弱，对家长的依赖性较强。良好的亲子关系可以增加孩子对家长的信任和家长对孩子的说服力。家庭成员之间应和睦相处、互相信任，情感上相互依赖，让孩子感受到家长的情感关怀，增强孩子的心理安全感，避免因家庭因素给孩子增加心理压力。

3.转移孩子的注意力

疫情防控期间，亲子共同制定科学合理的作息安排，并陪伴孩子共同坚持执行。稳定而有秩序的家庭生活会使孩子自由自在、游刃有余。保障孩子每天充足的睡眠、科学的饮食、适度的室内运动，提升孩子的身体健康水平。引导孩子在学习中娱乐、在娱乐中学习，保持轻松愉悦的心情，充实地度过每一天。必要的时候，家长可以请幼儿教师协助。比如，请幼儿教师给孩子布置一定的家庭娱乐学习任务，引导孩子把注意力转移到学习任务上。

4.寻找社会系统支持

如果孩子出现了严重的心理问题，家长一定要重视，暂时不要给孩子看有关医院里新冠肺炎病人、病房的视频，并寻求专业的心理学工作者的帮助。疫情防控期间，可通过网络音频、视频等形式进行远程心理专业辅导或心理咨询，还可寻求社会支持系统的帮助。

5.与小朋友一起制订游玩计划

通过互联网、电话等方式，与小朋友保持联络，并一起制订疫情过去之后的游玩计划。

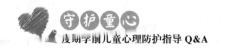

问题16

如何缓解孩子怕疫情控制不了
而不能出门的心理压力？

吴亚君老师答：

　　"爸爸妈妈，我们什么时候才可以出去玩啊？"这是孩子这些天说得最多的一句话了。长时间受到疫情影响，孩子们不能畅快地和小伙伴玩耍，不能外出享受美食美景。看到大人们忙碌的身影，孩子们既失望又疑惑，开始出现各种消极的情绪，担心疫情不能控制，再也不能出去玩。在这一特殊时期，作为家长，我们要在做好自身心理建设的同时，帮助孩子增强心理免疫力，尽最大可能减少疫情对孩子的心理伤害。

1. 给孩子战胜疫情的信心

　　当孩子经常提出"为什么不能出门""我们什么时候才能出门"等疑问时，家长可能不知用何种方式告诉孩子才能缓解他们的忧虑。首先，我们一定要用科学、正确的方式传递疫情信息，自己做到不信谣、不传谣；家长及时掌握官方疫情动态，要告诉孩子，目前已经出现了很多治愈的病例，全国各地的疫情控制也都在有序进行，只要科学应对，此次疫情完全是可防可控的。此外，家长要给予孩子希望，也许可以这样说：
2003年我们国家就发生过一
次SARS事件，它们来势汹汹，
我们的医生叔叔、阿姨们穿着
白大褂，与军人叔叔、阿姨们
组成坚不可摧的队伍，加上我
们的人民团结一心，共同奋战，
最终打败了病毒，获得了胜利。
现在我们的科技更先进，应对

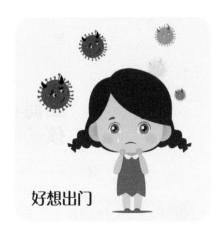

好想出门

也比那时候更及时，要相信我们的政府、我们的医务工作者、我们
的人民会有更多的智慧、更强的战斗力，最终将病毒打败。

　　对于年龄小的孩子，家长可利用权威机构发布的漫画、绘本等
资料，以讲故事的方式告诉他们：这次疫情，我们的祖国妈妈做好
了充分的准备，会把我们保护得好好的，相信疫情很快就会过去，
到时候我们就可以出门玩了。在轻松有趣的环境中增强孩子的信心，
尽量避免媒体报道对孩子造成的不良影响。

2. 做孩子的好榜样

　　家长保持稳定的情绪会带给孩子安全感，家长的言传身教是孩
子模仿的最好榜样。家长尽量不要在孩子面前表现出对疫情的恐惧、
担忧、抱怨等负面情绪。如果家长情绪不好，则首先需要处理好自
己的情绪。家长既要及时回应孩子的担心和疑问，又要避免让疫情
成为生活中的主要话题，在疫情面前要放平心态，用自己的乐观心
态去感染孩子，经常给予他们信心和战胜困难的勇气。请记得照顾
好自己，做孩子的坚强后盾。

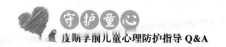

问题 17
如何在绘画中察觉孩子的情绪变化？

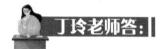

丁玲老师答：

在这次疫情中，年纪太小的孩子常常无法用语言表达自己的真实感受，如果家长能够学会对孩子的绘画作品进行正确解读，以及通过提问的方式和孩子进行互动沟通，不但可以让孩子释放情绪，而且可以增进亲子关系。

1. 家长亲自做图画指导

如果家长想通过孩子的画来了解孩子的心理状况，一定要恪守中立态度，不能做任何干涉和提示，例如说"你的房子怎么没画窗户呢""太阳应该是红色的啊"，也不要对某些细节做评价和夸奖，以免引发暗示，让孩子以为家长喜欢，就可能会违背心愿向那个方向去画。记住，绘画过程中，一切都让孩子独立完成。

家长在陪孩子画画时，更重要的是要关注孩子绘画时的神态、绘画的顺序、位置、大小、绘画的时间、涂改擦除等。等孩子画完，就针对孩子的画提问，掌握画中独特的意味。这种提问不是为了评价，而是为了了解图画的意义和孩子的心理状态，所以没有固定形式。整个过程中，家长不判断对错、不插话，更不批评，注重倾听孩子的内心，在与孩子自由讨论画中故事的过程中缓解孩子潜在的不安和恐惧才是重中之重。

2. 绘画解读的一些基本常识

下面就介绍一些绘画解读的基本常识[①]，相当于给大家一本图文对照的解码手册，可以从孩子的绘画中解读出他们重要的心理信息。（下面的绘画解读并非专业咨询师所做的正规心理解析，而是指导家长在家庭环境中对孩子的自由绘画、自主创作进行心理信息解读，旨在发现孩子的情绪、内心需求和心理创伤，从而给予帮助和支持。）

（1）怎么看色彩。

虽然颜色可以成为掌握孩子内心世界的工具，但是不要只根据颜色判断孩子的心理状态。家长要小心解读，不能陷入误区。

红色：3岁前的婴幼儿都喜欢红色，因为他们原来居住在妈妈的子宫里，能感受到妈妈血管和子宫的颜色是暖的。红色象征着温暖和保护，经常出现在开朗、健康的儿童的画中。过了婴幼儿期，他们会发展不同的颜色喜好。但红色也可能暗示着危险、难以控制或需要帮助。所以当家长观察到孩子使用红色时，还要考虑孩子的画面内容，才能知道这个颜色对这个时刻的这个孩子具有什么意义。

黄色：光与希望之色，象征光明、温暖、希望。孩子运用黄色是想引起人们的关注和关心。

---

① 根据徐静茹女士编著作品整理。

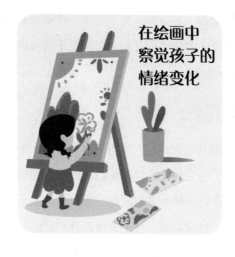

在绘画中察觉孩子的情绪变化

绿色：自然色，让人感觉平静、温和。喜欢用绿色的孩子多半同时具有外向与内向、主动与被动的特点，或者是性格处于过渡期。孩子赋予草和树等植物绿色。

蓝色：根据不同的情况，可能象征晴朗、碧蓝的积极心态，也可能象征思念、忧郁的消极心态。在儿童画中，蓝色常常表达内向性格——在寂静的氛围中回想自己。更多出现在沉稳、专注力较高的孩子身上。

紫色：同时具备红色和蓝色要素的颜色。当孩子非常均匀地拥有红色的活力和蓝色的文静两种气质时，就会选用紫色。孩子在感到孤独和自卑时也会用紫色表现出来。

黑色：孩子在绘画中使用许多黑色可能有很多原因。当感到恐惧、难过或者心中的颜色都消失时（即想隐藏情感时），孩子可能会选择黑色。另外，黑色时常被学步儿与学龄前儿童使用，因为他们正处于反叛、固执的阶段。

褐色：褐色结合了红色（生命与危险）、黄色（光线与温暖）与蓝色（距离与冷酷）的含义，产生了混杂的情感，这些情感彼此之间可能会互相抵触。在绘画中使用许多褐色的孩子时常会有隐藏、矛盾的情感。对褐色产生偏好，可能暗示着他与大地之间有一种深厚的关系，或者需要温暖与安全感。

（2）怎么看线条。

会画出比较淡和纤细的线条的，是很在意细节的孩子。他们往往在这个阶段有"顺"的生命能量，也很容易顺应主流、尊重长辈和规则。

画面的线条浓重、强劲有力，有时候很不在意细节的孩子，往往在这个阶段有很强的生命能量，这种能量有"逆"的倾向。这样的孩子往往具有很强的好奇心和抗压能力，但是个性中也会有冲撞主流、破坏规则的一面。

如果孩子总是画无序的线条，常常把纸戳破，家长就要注意了。2岁以上孩子的正常力量通常不会戳破纸张，能够熟练使用笔却还是会戳破纸张，往往代表孩子心理能量受阻，或有很重的负面情绪，形成了攻击性。

（3）怎么看情绪。

情绪表达有高温表达和低温表达的区分。高温表达的特征就是画面颜色和内容都很激烈，代表着画者情绪高昂或者性格外向。低温表达的特征是画面色彩和内容相对比较理性平和，代表画者的性格比较内向，产生情绪后有自我压抑或克制的倾向，也代表这份情绪处理起来会比较缓慢。这类画者更需要被关注。

（4）怎么看创伤。

在孩子的画里看见创可贴、伤疤、包扎的肢体、残损的肢体、残损的衣服等，这些都是创伤符号。有时，一些特殊的图形也代表创伤，如尖锐的三角、针刺。创伤符号是创伤在说话，它是孩子在告诉我们：我难受、我痛。

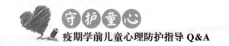

不同的位置代表不同类型的创伤：头部的创伤往往代表精神和心理的创伤，身体上的创伤往往代表社交的创伤，手和脚上的创伤往往代表行动力的创伤。画面中肢体的残损程度越大，往往代表孩子内心的伤痛程度越深。

还有一些象征性符号如监狱、锁链、囚服、牢笼、绳索等，这些符号是在告诉我们：孩子可能有被束缚感、自卑感，他觉得不自由、透不过气，想挣脱。

（5）怎么看自我。

如果孩子在一张纸上把自己画得大而饱满，说明他内心的自我比较健康，也比较自信。如果画得小，或者比较偏左，或者紧贴着边沿，说明他的自信程度可能偏低，需要更多的鼓励和呵护。

如果孩子画了很多人，第一个画的是自己，说明他已经建立了自我意识；如果他最后一个画自己，说明他处于被忽视的状态，内心较自卑，需要给他更多关注，他需要尽快建立强大一点的自我。

通常4岁之前的孩子会在自己的脸上写字画画，这个时期他还没有建立保护脸面和自尊的观念，这是正常的。但如果4岁以后还有这个现象，就要引起注意，他的自尊心有可能受到了伤害，出现了自我攻击和自我形象损毁的倾向。

家长学习了基本常识后，要循序渐进地学习如何解读孩子的画；抱着谨慎、科学的态度去了解孩子；综合运用学到的知识，结合孩子自身的发展情况，积极乐观地看待孩子，给孩子支持。

第三部分

疫情危机下学前儿童出现行为变化的处理

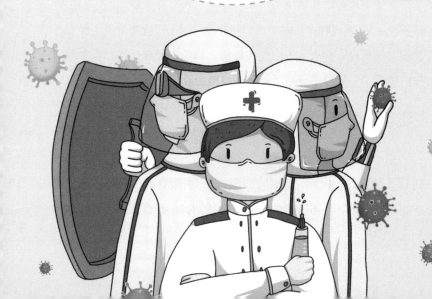

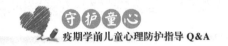

问题 18

如何面对喊无聊、非要闹着出门的孩子？

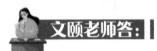

文颐老师答：

当遇到情绪问题的时候，孩子们可能会哭泣、发脾气，大喊大叫："为什么我不能出去？我才不要待在家里，我太无聊了！"家长遇到这种情况一定很着急，这时需要做的是：

1. 先共情后说理

重要的是，家长一定要承认孩子"想出去"的需求未能得到满足而导致了这种负面情绪的出现，因此，先与孩子共情。比如，对孩子说："妈妈理解你现在的感受，这段时间一直待在家里不舒服，我们之前都没有这么久不出门的经历。妈妈也和你一样，非常理解你的感受。"等孩子情绪平复后再找机会说理。

2. 转移注意力

孩子情绪大爆发的时候，没有办法听进去道理，这时，试一试转移其注意力。比如，家长可以说："出去很好玩，但是在家里也有很多好玩的。"将孩子的注意力转移到另一件事上。转移注意力有很多途径，比如，听孩子喜欢的歌曲，玩孩子喜欢的玩具，讲一个孩子喜欢的故事，或者一起品尝孩子喜欢的某种食物，等等。

3. 户外运动代替法

用室内活动代替户外运动。让孩子把户外有趣的事列出来，把在室内也能做的事勾出来，家长和孩子一起在室内玩。

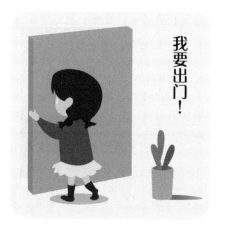

我要出门！

用想象代替户外运动。面对室内实在没法做的户外运动，家长就需要充分发挥孩子的想象力。下面这个案例可供参考。

记忆箱子

家长可以和孩子说："我们来创造一个记忆箱子吧，我知道你肯定记得一些你喜欢的、在外面发生的事。"

第一步，让孩子在纸上画出一个箱子的轮廓。

第二步，孩子画了箱子的轮廓后，家长对孩子轻声说："你可以想象去你最喜欢的地方，想象你喜欢的任何事物，所有你想看到的、触摸到的、听到的和闻到的东西，都可以尽情想象。"

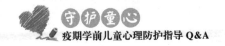

第三步，让孩子把在外面玩的"美好户外记忆"画在箱子里，可以是在花园里玩耍或踢球时的画面，孩子不会画，家长就帮助他一起画。把美好的户外记忆画在纸上的箱子里，让孩子认识到原来我们可以把外部事物融入记忆之中（也可以用户外照片代替，把照片裁剪一下放进真的箱子里）。

第四步，画完后，让孩子闭上眼进行"快乐呼吸"。把手放在心口处，家长把画放在孩子的鼻子前，并且说："我们可以呼吸，把美好户外记忆'吸收'进心里。"

第五步，让孩子睁开双眼，告诉孩子："你太棒了，你记忆箱子里的美好记忆都在心里了。现在，你可以把画挂在任何一个地方。"

家长和孩子一起做这些事情，对孩子很有帮助。可以把它变成一项家庭活动，每位家庭成员都画一个记忆箱子。

问题 19
如何让孩子出门愿意
主动戴口罩？

 万中、罗赛华老师答：

全民戴口罩防疫是必需的，但对孩子而言，要长时间戴口罩或会不明所以，也可能觉得各种不适。要孩子"戴好口罩"不是易事。据以往家长及老师的观察反馈，孩子多存在咬口罩、将口罩当眼罩玩等行为。这主要是因为孩子不明白戴口罩

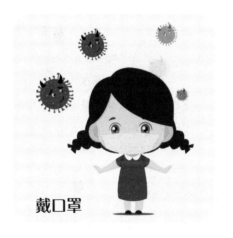

戴口罩

背后的目的，自控能力又较弱，从而难以做到正确戴口罩。

建议家长逐步提问，引导孩子明白戴口罩是预防病毒和细菌入侵身体致病的良好方法。

家长切勿责备孩子，也不能用诸如"不戴口罩不给饭吃"等负面内容责令孩子戴口罩，应努力让孩子明白背后的原理和动机，引导孩子主动戴上口罩，做好自我防护。

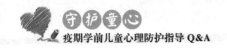
为什么出门要戴口罩

笔者近日问家中 3 岁幼儿"为什么出门要戴口罩",他的回答是"让我们的嘴巴暖和,这样不会生病"。显然,他根本不理解为何要戴口罩。

帮助儿童厘清戴口罩的动机,建议家长用以下三个问题引导。

问题 1:为什么人会生病呢?

答案:病毒或细菌入侵我们的身体。

问题 2:那我们该怎样预防疾病呢?

答案:防止病毒或细菌入侵我们的身体。

问题 3:我们可以做些什么?

答案:戴口罩阻隔病毒、细菌入口、入鼻。在家时餐前、便后用肥皂或洗手液洗手,外出时小手不乱摸乱碰,带上含酒精的免洗洗手液,及时消毒、清洗双手。

温馨提示

对于孩子抗拒戴口罩的行为,家长切勿烦躁,而应在孩子戴得好时及时给予称赞。

"都叫你戴好口罩了,你怎么就是不听话?!""不戴口罩,今晚没饭吃!"或以"重要的事情说三遍"的方式不断提醒孩子"戴口罩!戴口罩!戴口罩!",此类话语都没办法让他们真正明白戴口罩的原因,反而让孩子对戴口罩这件事心生反感,更加抵触。建议家长不要因孩子抵触戴口罩而影响和谐的亲子关系,要多表扬、肯定，要让他们知道爸爸妈妈、家人让自己戴口罩是关心爱护自己。也可以和孩子一起绘制喜欢的人或卡通形象戴上口罩的样子，张贴在门口，出门前提示孩子做爱健康、讲卫生的好宝宝。

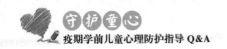
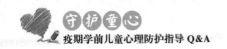

问题 20
如何对待没有食欲、胃口变差的孩子？

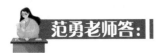
范勇老师答：

　　出于疫情防控的需要，大多数家庭不得不居家隔离。由于长时间隔离在家，部分孩子出现食欲下降的问题。作为家长，我们首先应清楚这一问题出现的原因主要有以下几点：一是受紧张、焦虑等情绪的影响，孩子的肠胃功能紊乱，胃酸分泌过多，食欲下降；二是在隔离期间，部分孩子睡得晚、起得晚，作息时间被打乱，一日三餐无规律，从而导致消化不良，食欲不振；三是孩子宅在家里运动量不足，消化、吸收机能减退，食欲下降；四是受疫情影响，家长购买的食物较为单一，食谱变化较少，导致孩子胃口不好，食欲下降；五是部分家长购买了较多零食放在家中，不限制孩子食用，导致孩子没有饥饿感而正餐食欲下降。当我们清楚了原因，就可以从以下五方面入手，解决孩子食欲下降的问题。

1. 帮助孩子释放焦虑感、解除担忧情绪

　　帮助孩子释放焦虑感、解除担忧情绪，同时注意尽量不要就吃饭问题批评孩子或将关于饮食的负面情绪传递给孩子。

孩子没吃几口饭就不吃了，这时候很多家长就开始批评起来："认真吃饭，不要吃两口就停下来。""不吃是吧？饿你几天看看。"……孩子是很敏感的，如果每次吃饭都被家长批评一番，那么他便会觉得吃饭是一件很有负担的事情，心里有了负担，食欲自然也就不会好了。疫情防控期间，家长更应该为孩子营造轻松愉快的用餐氛围，让孩子感受到吃饭是一件快乐的事情，这样才不会对吃饭有抵触情绪。

另外，家长不要当着孩子的面说类似这样的话："菜市场只有这些菜卖，没办法，只能吃这些了。""今天吃什么呢？都吃烦了。""吃来吃去都是这些，好想出去吃顿好吃的。"这些话会将家长关于饮食的负面情绪传递给孩子，让孩子也觉得吃饭是件令人讨厌的事。

2. 合理作息，三餐有规律

作为家长，我们应告诉孩子不按时用餐的危害。胃肠道消化酶的分泌是有规律的，如果我们三餐无规律，很容易引起消化功能的紊乱，久而久之容易导致胃溃疡、胃炎、消化不良等疾病。

3. 合理控制孩子的零食

吃零食是孩子再正常不过的欲望，因为这是除了正餐以外能尝试不一样的食品而觉得开心的事情。疫情防控期间，很多家庭都购买了较多的零食，家长要注意合理控制孩子的零食。

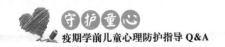

居家控制孩子零食备忘录

（1）不要用零食来哄孩子。宅在家里时间长了，孩子难免因情绪不好而哭闹，有的家长一见孩子哭，就立马拿出零食来安慰孩子。这种方法不能真正缓解孩子的消极情绪，只会让孩子知道哭闹能够换来零食。

（2）不要完全禁止孩子吃零食。从心理学上讲，需要是因缺乏而产生的生理或心理上的不平衡状态。孩子越被禁止吃零食，对零食的需求就越强烈。

（3）合理控制孩子每天的零食量。超市中的零食普遍"高盐""高糖""高饱和脂肪"，过多食用零食除了影响孩子正餐进食外，还会影响孩子的身体发育。因此，家长要控制孩子每天的零食量，最好与孩子约定，比如，每天只能吃4块饼干（或其他零食）。大一些的孩子可让他们学会自己合理控制零食量。

（4）用健康食品代替"垃圾零食"。家长可为孩子准备坚果、水果、酸奶等健康食品作为零食；另外，家长利用隔离在家的日子，学习做一些小点心，代替超市购买的膨化食品等不健康食品作为零食。

（5）图文并茂地给孩子讲讲过多食用零食的危害。

4. 和孩子一起进行适量的体育运动

通过体育运动促进胃肠的蠕动，提高消化系统机能，增强消化和吸收能力，增加食欲。

居家实用运动方案

（1）合理、适量安排每天的体育运动。学前儿童每天需要累计180分钟以上的体育运动（累计步数不少于9000步），其中，中高强度的身体运动累计不少于60分钟。建议家长将60分钟的中高强度运动分别安排在上午和下午四个时段：9:30和11:00左右各安排15～20分钟的运动；14:30和16:00左右各安排15～20分钟的运动。

（2）由于孩子隔离在家，没法到户外进行跑跳等中高强度的运动，建议家长选择一些适合在室内进行的运动，和孩子一起以游戏的形式开展。如"躲避炸弹"游戏，准备材料：①安全宽敞的区域（如客厅）；②多个软质物品（纸球、海洋球、沙包等）作为"炸弹"。玩法：①家长向孩子讲解游戏规则。游戏角色分为投掷者和躲避者；每局2分钟，投掷者用"炸弹"轰炸躲避者，击中则投掷者得分，未击中则躲避者得分；投掷者与躲避者必须在指定范围内进行游戏，越界则视为犯规。每局结束可互换角色。

更多适合儿童的室内体育活动请参见本书第五部分。

注：运动强度通常以心率衡量，一般认为心率120次/分钟以下的运动量为低强度；120～150次/分钟的运动量为中强度；150～180次/分钟或超过180次/分钟的运动量为高强度。为便于家长判断孩子的运动是否达到中高强度，建议以孩子是否出汗为标准进行衡量。

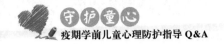

5.学习一些新菜式，增强孩子食欲

现在互联网上有许多制作各种食物的视频，家长可以和孩子一起观看视频，激发孩子对吃的欲望。同时引导孩子参与其中一些便于制作的新菜式，让孩子有参与感和成就感，从而增强食欲。

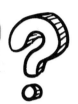

问题 21
如何面对孩子晚上的
睡眠问题?

寿新梅、吴桃老师答:

　　我们的一生中睡眠占据约 1/3 的时间,睡眠情况直接影响儿童的健康状况。据研究,2 岁以下儿童每天需要睡 13 ~ 14 小时;2 ~ 4 岁儿童每天需要睡约 12 小时;4 ~ 7 岁儿童每天需要睡约 11 小时。规律的睡眠可以帮助儿童恢复精力和体力,增强身体免疫力。疫情防控期间,孩子居家隔离,家长可能会发现孩子出现入睡困难、越睡越晚、半夜惊醒甚至做噩梦等问题。这些问题往往和孩子的焦虑情绪、神经兴奋、生活作息无规律或者体力没有得到足够消耗等有关。当孩子出现各种睡眠问题时,家长该怎么办呢? 首先,家长要调整情绪,以温和、耐心的态度多和孩子沟通,找到问题的症结。其次,家长要采用以下策略,引导孩子回归正常的心理和身体状态。

1. 我们可以这样做

　　第一,家长给孩子做好榜样,养成定时睡觉的良好作息习惯。尽量不要出现让孩子睡觉、大人却还在玩耍或者玩手机的现象。

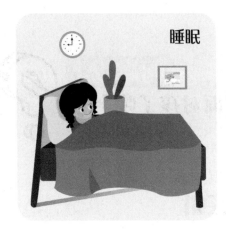

睡眠

第二，家长可以给孩子制定一个作息时间表，比如，早上几点起床、晚上几点睡觉，按时打卡，每打卡一次，可获得一张"绿卡"，"绿卡"可以用来换奖品，从而起到激励孩子按时睡觉的作用。

第三，家长每天可以利用家庭中常见的材料和孩子一起玩大动作的游戏，比如，可以用板凳变平衡木锻炼平衡能力，或者钻山洞，等等，让孩子多余的精力得到释放。入夜后，孩子因精力消耗，自然就能快速入睡。

第四，睡前给孩子讲述一些绘本故事或听轻音乐，将灯光调暗（或关闭），给孩子创造一个温馨、舒适的睡眠环境。

第五，疫情防控期间，孩子可能受一些负面情绪影响，害怕入睡，需要家人陪伴。家长可以提供一个安抚物如毛绒玩具，让孩子抱着入睡，增强孩子的安全感。

第六，白天规律的小睡很重要，但如果白天睡眠时间过长或者睡得太晚，孩子在晚上该睡觉时就会睡不着，所以白天小睡的时间要把握好，最好是 13：00 ~ 15：00，睡眠时长 1 ~ 2 小时。

第七，睡觉时，家长要根据孩子的身体状况准备厚薄适宜的寝具与衣物，太热、太冷都会影响孩子的睡眠。

2. 我们避免这样做

第一，睡前避免剧烈运动。白天的运动可以帮助孩子增强免疫力，改善夜间睡眠，但是在睡觉之前做大量运动，会增加交感神经系统的兴奋性，导致孩子入睡困难。

第二，睡前避免暴饮暴食，否则会增加胃肠道的负担，影响孩子入睡。

第三，睡前尽量不要打骂、批评孩子，因为这样可能会使他们呼吸急促、心跳加快、焦躁不安，难以入睡。

第四，睡前不要让孩子玩手机，手机使用时产生的蓝光会抑制孩子体内褪黑素的分泌，使孩子入睡慢、易惊醒。

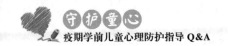

问题 22
如何对待有咬指甲、抠鼻子、揉眼睛等坏习惯的孩子?

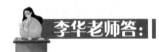
李华老师答：

孩子如果只在疫情防控期间喜欢咬指甲、抠鼻子、揉眼睛，那我们需要思考以下原因。

1. 生理原因

孩子是否有鼻炎、眼疾?

引导办法：家长先洗净双手，检查孩子的口、鼻、眼是否有发红等疾病表现。如果伴有眼眶红肿、胀痛、发热、视力下降、分泌物明显增加的眼红、头痛等症状应及时就诊，其他非急症尽量不要去医院，避免交叉感染。目前多家医院都开通了在线就诊服务，或可以拨打就诊热线咨询。

2. 环境原因

空气是否比较干燥?

引导办法：如果空气比较干燥，家长可以打开加湿器，增加空气湿度。检查家里是否有刺激孩子鼻腔的霉味、消毒水味，并做相应处理。给孩子提供有保湿因子的纸巾或者使用生理盐水，帮助孩子清理鼻腔。

3. 家长原因

孩子可能是因为家长反复提醒不要吃手、不要触碰口鼻、不要揉眼睛而出现了紧张情绪，从而强化了这些动作。

引导办法：孩子不善于表达，但情感很敏感，他们能敏锐地从大人的言语、表情、动作、家庭氛围中去观察和感受情绪、情感。孩子感受到紧张、焦虑、恐惧情绪后，却难以用语言准确表达出来，因此家长不易察觉。但孩子的这些情绪会通过咬指甲、抠鼻子等小动作表达出来。

（1）减少向孩子输送紧张信息，如讨论电视、手机等播放的负面信息，当面讨论紧张话题等。

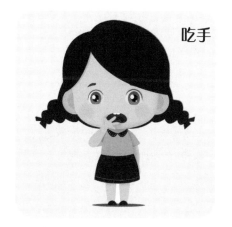

吃手

（2）放下手机、关闭电视，每天只接收不超过1小时的信息。

（3）减少直接提醒的次数，可采用转移孩子注意力的方式，如当孩子咬指甲时，请孩子帮你拿东西。

（4）与孩子讨论咬指甲、抠鼻子、揉眼睛的利弊，鼓励孩子自我控制。如果孩子出现自我控制，家长应给予肯定。

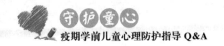

（5）尽量不用恐吓的方式来要求孩子停止动作，尤其不要强行阻止。

（6）可以与孩子玩一些动手的游戏，如串珠、挑选豆子、揉面、涂画、撕纸等，帮助孩子增加手的使用频率，既锻炼孩子的手指精细动作，又提高其注意力，减少焦虑。

（7）玩一些大动作的游戏，如爬行、藏猫猫、跳健身操和手势舞等，让孩子全身动起来，适当出汗。可帮助孩子宣泄负面情绪，降低焦虑感，从而减少咬指甲、抠鼻子、揉眼睛等动作。

问题 23
如何对待孩子反复要求父母帮助自己测量体温、查防疫信息的行为?

石贤磊老师答:

　　在疫情高发期，孩子这样的行为其实是焦虑的表现，而这样的焦虑行为在不同的孩子身上有不同的表现。当孩子出现各种各样的焦虑行为时，家长应该如何认识，又该如何引导他呢?

1. 家长应正确认识焦虑情绪

　　焦虑是一种本能情绪，每个人都会产生焦虑情绪。当我们受到刺激、感受到压力时，就会出现焦虑情绪。正常的焦虑情绪能够帮助我们面对疫情这样的突发性事件。"没有焦虑的生活和没有恐惧的生活一样，并不是我们真正需要的"，这就是说，一定程度的焦虑是有用的和可取的，甚至是必要的。正如吃饭是必要的，但吃得太多就会肚子痛一样，长期的焦虑情绪也会影响我们的心理健康。

2. 采用适当的方法，带领孩子调整自己的焦虑情绪

　　（1）每天定时查阅权威信息。和孩子约定好，每天在固定时间查阅权威信息。例如，陪同孩子一起观看中午 12 点和晚上 7 点

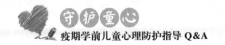

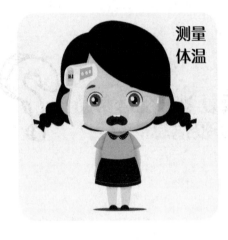

测量体温

的中央电视台新闻。从官方渠道了解权威信息，其权威性能在疫情防控期间给人们带来安全感，有利于避免信息杂乱且来源不明确而造成的不安全感。

（2）逐渐减少测量体温的次数。孩子因为焦虑而出现每天反复测量体温的行为，家长不要简单粗暴地制止，可以和孩子商量每天一起定时测量体温，例如，早、中、晚三次测量，更重要的是把测量结果记录下来，可以用数字，也可以用图表的形式，让孩子了解自己的体温变化状态。同时和孩子一起查阅人体体温的相关资料，或者和孩子一起阅读有关人体体温的绘本，让孩子了解人的正常体温范围。一段时间后，可以逐渐减少测量体温的次数。

（3）开展丰富的家庭活动。全家人可以在居家隔离期间开展家庭活动：观看一部全家人都感兴趣的电影，家长带领孩子玩他（她）自己小时候的游戏，孩子带领家长玩当前流行的游戏，举行一次家庭趣味运动会，制作一个属于自己的家庭防疫视频，等等。形式不限，内容不限，将全家人的想法列成清单，一项一项去体验，不仅孩子能体验到愉快情绪，家长也能找到久违的童趣。

（4）每天适度运动。家长和孩子一起跳跳绳、做做操，挑战一下"金鸡独立"。运动能促进激素的分泌，让人感到快乐，增强人的身体素质，提高抵御病毒的能力。

问题 24

如何对待时刻黏着大人、不愿自主游戏的孩子？

 陈彬、刘桢老师答：

疫情防控期间，孩子和家长都宅在家里。不管家人在做什么，孩子都要黏着，或者玩游戏要和家人一起才能进行下去等，这对家长是一个不小的考验。面对黏人的高需求孩子，家长陪伴太久会心力交瘁，拒绝孩子又怕忽视了成长需求。家长到底该怎样平衡呢？

1. 读懂孩子黏人背后的原因

在自我意识和秩序感逐步建立的过程中，孩子期待周围世界按照常规运行，否则就会出现"无法掌控局面"的不安全感。疫情的发生导致孩子长时间宅在家里，生活节奏的混乱致使家庭互动方式发生了很大变化，孩子觉得"自己的世界"乱套了，

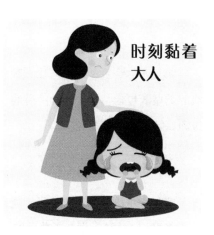

时刻黏着大人

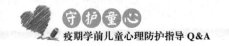

如果抚养人的角色缺失或者过度溺爱，孩子的自主意识和能力较差，就会出现黏人的本能诉求。

2.高质量陪伴

家长放下手机，享受专属于自己和孩子的特殊时光，提高陪伴质量，能够充分满足孩子的陪伴需求，让孩子不再长期黏着自己。具体操作办法如下。

第一步，询问需求。询问孩子：跟妈妈（爸爸）在一起做什么事情是你觉得最快乐的？

第二步，头脑风暴。不要局限于一个游戏或一件事情，家长要追问"还有吗？还有吗？"，这个过程不能说"做不到、不可能、没道理"这样的话，否则就会终止。

第三步，自主选择。在多个方案中让孩子选一个，注意：让孩子选，家长配合。最好选一个当下可行的方案。

第四步，说到做到。不要等待，立刻开始，但需要约定一个时间。这个时间最好让孩子自己说，家长可以问这样的问题："你希望我们玩多久？玩几次？"

第五步，合理替代。可以和孩子一起制订每日游戏计划表，游戏的类型既包括与他人互动的游戏，也包括独自游戏如积木建构、拼图、解数独思维题等。

3.家长表达内心感受

家长以平等的态度与孩子沟通，说出自己的想法，不仅是对孩子的尊重，还让孩子学会了尊重他人、发展同理心。具体操作如下。

第一步，家长先建立自己坚定应对的心态。家长要清楚地知道，拒绝孩子并不是不爱孩子，而是现在不能和孩子玩，或有充分理由必须离开。不要在心里产生罪恶感，认为孩子哭闹是因为自己没有给予孩子安全感。

第二步，温和而坚定地向孩子诉说自己正在忙的事。如果孩子在你做饭的时候要求你陪他玩乐高，你可以告诉孩子："宝贝，妈妈很爱你，但妈妈正在煮晚餐，你可以在游戏区先玩一会儿。等吃完晚餐，我再陪你玩，好吗？"

第三步，给予肯定。如果孩子能够接受这种安排，则及时表扬，以强化他的独立性。孩子渐渐明白家长要做的事，而你也确实在做你所说的事，这样可以培养相互的信任感，也让孩子学会尊重别人。家长不能只顾忙自己的事而忽略孩子的正常心理需求，否则可能会造成两个极端：一种情况是孩子因无法确认家长的爱而表现得更加黏人（焦虑、缠磨、脆弱、波动），因为情感需求屡次受挫而失去对家长的依恋和信任；另一种情况是孩子不再那么黏人，但也开始隐藏着一些心理危机因素，比如，对这个世界的不信任感、沟通能力的缺陷和忧郁感等。

第四步，增加照护者。基本上，孩子黏的对象都是日常生活中的主要照护者，如果家里明明有其他家庭成员，孩子却不管做什么都只黏着妈妈，那么可以考虑让其他人帮忙一起照顾孩子。比如，让爸爸多参与育儿活动，慢慢地，孩子就会和更多的人互动了。

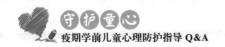
问题 25
如何对待过于思念
小朋友的孩子？

 程敏老师答：

　　闭门在家的孩子们将所有能玩的游戏都玩过很多遍后，会突然想起那些和小朋友一起玩的快乐时光，此时家长应该如何安抚孩子的情绪呢？

　　安抚之前，最为重要的在于接纳孩子的这种想法、情绪与愿望，表示认可；同时，也表达自身的想法与愿望：好久没有与××一起玩了，不知道他（她）最近怎么样？此种做法在于告知孩子：你这样的想法、情绪与愿望，爸爸妈妈也有，是一种正常的心理表现。在安

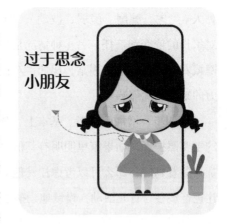

过于思念
小朋友

抚孩子情绪的时候，可以先和孩子一起讨论，引导孩子自己提出解决问题的方法。以下方式可供参考。

1. 翻看相册

翻看以往孩子和小朋友一起玩的照片，回忆美好的过往，可以引发孩子愉快的情绪。

2. 视频电话

一般来说，在视频电话中，由于没有真正的互动，孩子的聊天不能像大人那样持续较长的时间。此时，家长可以通过视频开展游戏，如"剪刀石头布""你说我猜"等一些能够引发互动的游戏，让孩子在与小朋友的游戏中缓解思念，也增加宅在家的乐趣。

3. 分享成果

宅在家的日子里，家长可以引导孩子开展一些手工活动。完成一件作品时，孩子可以与好朋友分享。

4. 阅读打卡

孩子与好朋友邀约阅读图书、背诵儿歌。可以采取"每日一歌"的方式，互相背给对方听，形成一种惯例。这不仅可以有效地缓解孩子对好朋友的思念之情，而且可以彼此促进形成阅读习惯。

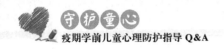

问题 26
如何不让孩子变成
"夜猫子"？

 罗小华、魏艳琼老师答：

疫情防控期间，宅在家中狭小的空间里，很多孩子的生活作息易紊乱，白天睡懒觉，夜晚兴奋好动，在家里上蹿下跳，成了"夜猫子"，甚至闹得邻里不宁。面对这样的情况，很多家长容易情绪失控而对孩子厉声责怪，甚至大打出手，弄得亲子关

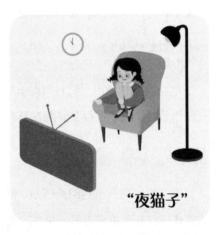

"夜猫子"

系非常紧张。殊不知这样的处理方式会给孩子带来新的伤害。我们提倡如下适宜的做法。

1. 家长控制好自己的情绪并明确与孩子共建作息时间表的重要性

家长首先回顾自己的作息安排是否科学合理。面对"夜猫子"

型的孩子，家长必须控制好自己的情绪。发怒解决不了问题，反而会把自己的焦躁情绪与简单粗暴处理问题的方式传染给孩子。正确的做法是：

（1）帮助孩子树立正确的时间观念。

（2）帮助孩子有效地制订生活计划，学习规划自己的时间和生活。

（3）帮助孩子养成良好的生活习惯并培养遵守规则的自律性。

（4）培养孩子自己尝试解决问题的能力。

（5）帮助孩子建立自信心，培养动手能力。

（6）增进亲子关系。

2. 制定作息时间表的注意事项

（1）和孩子商量制定而成的作息时间表最好张贴出来，适时进行视觉提醒。

（2）作息时间表在制定时应当注意"模糊概念"，不具体到几分几秒必须做某事，但一定要有时间范围。

（3）作息时间表一旦制定，家长便要与孩子一起严格执行。

（4）家长要密切关注作息时间表的合理性，在执行过程中并非一成不变，可根据孩子的实际情况随时进行调整。

3. 家长以身作则

（1）家长的生活作息要规律，尽量安排好白天的运动、阅读及游戏时间。养成白天运动习惯的家长应鼓励孩子白天多在家中活动，经过一番活动和体力消耗后，孩子到了晚上自然会感到疲倦，按时睡觉。尽量避免出现孩子白天活动量太少，到夜晚精力旺盛而

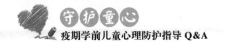

睡不着的情况。

（2）家庭成员积极营造合理的作息氛围，给孩子做好榜样。家长要以身作则，和孩子一起坚持早睡早起，不要总让孩子多睡一会儿。否则孩子就很容易拖着不起床，也很容易让孩子本来已有的早起决心粉碎掉，不利于孩子好习惯的养成。

（3）养成午睡习惯，但时间不宜过长。午饭后稍睡片刻，能够使人精神焕发、神清气爽，促进消化。小孩子身体尚未发育完全，饭后需要睡觉。至于睡眠时间的长短，应根据孩子的年龄、个性不同而区别对待。但总体而言，午睡时间不宜过长，过长可能导致孩子晚上难以入睡。

（4）创设良好的睡眠环境。良好的睡眠环境有利于睡眠质量的提高，把室内的灯光调得暗一些，孩子上床前尽量不要和他谈论太令人兴奋的事情。

问题 27

如何降低孩子对电视节目中穿防护服的人的恐惧？

 罗小华、魏艳琼老师答：

孩子一看到电视节目中穿着防护服的人就吓得哇哇大哭，说明孩子对眼前的情景感到陌生未知、奇怪迥异而心生恐惧，出现了一些身体或心理上的不良反应。如果家长不及时正确应对，孩子就有可能出现后续一系列不良反应，比如，食欲差、睡眠差、情绪不好、状态消极等。

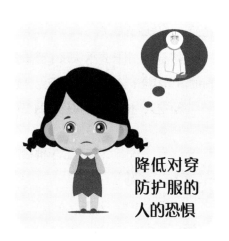

降低对穿防护服的人的恐惧

1. 家长要明白孩子出现这种反应的主要原因

（1）电视反复播放疫情新闻，家人反复谈论疫情话题，而孩子年纪较小，对防护服和正在发生的疫情缺乏正确的认知和了解。

（2）家长的焦虑和担心影响到了孩子。

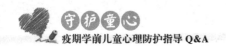

（3）疫情防控期间环境的封闭使孩子的活动范围变小，减少了活动量，生活较枯燥。

2. 帮助孩子克服恐惧的方法

第一步，家长要耐心地与孩子讲述什么是防护服及其作用，告诉孩子这次疫情虽然可怕，但完全是可以战胜的。当孩子理解了防护服的作用后，可以鼓励孩子画一幅医生、护士穿着防护服为病人治病的画，让孩子正确认识并接纳防护服，进而接纳自己的情绪。

第二步，家长要正确认识疫情，调整好自身的情绪，避免把自己的情绪传染给孩子。

第三步，家长要承认孩子恐惧的情绪，再引导孩子一起描述目前的情绪状态，正确帮助孩子克服恐惧。

第四步，想办法转移孩子的恐惧情绪。

转移恐惧情绪的四种方法

方法 1

通过绘画、故事、音乐等，向孩子生动描述：医生叔叔、阿姨都是白衣天使，他们穿的防护性服装叫防护服，就像铠甲勇士穿的铠甲一样，是为了隔离病菌、有害超细粉尘、酸碱性溶液、电磁辐射等，保证自身的安全和保持环境清洁。

方法 2

与孩子一起看奥特曼的影片，把疫情比作怪兽，把奥特曼比作坚强勇敢的人类，帮助孩子认识到疫情虽然可怕，但可以战胜。还可以看《西游记》，把疫情比作妖精，把医生比作孙悟空，告诉孩子，疫情不可怕。通过看这些影片，帮助孩子变得更加坚强勇敢，从而克服恐惧心理。

方法 3

给孩子形象生动地讲一些病毒、疾病的知识，告诉孩子穿着防护服"铠甲"的医生叔叔和阿姨非常厉害，总能把病治好。鼓励孩子勤洗手、戴口罩，减少病毒入侵的可能。

方法 4

与孩子一起玩躲猫猫、跳房子、打弹珠等游戏，想办法转移孩子的注意力，从而减少孩子的焦虑和恐惧。

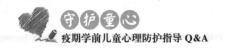

问题 28
如何防止孩子宅家期间游戏成瘾?

王立新老师答:

应对疫情,宅在家里,既是对自己的生命负责,也是对全社会负责。但若孩子一直待在家里,又缺少合适的活动、有效的陪伴,就可能把更多的时间和精力用于玩电子游戏、看动画片、刷手机视频等,由此可能导致其上瘾。此时,家长应如何对孩子加以引导呢?

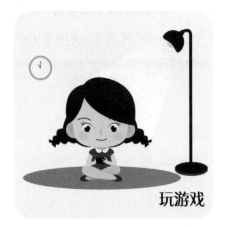

玩游戏

1. 正确认识"游戏成瘾"

世界卫生组织(WHO)在 2019 年发布的《国际疾病分类(第11 版)》(ICD–11)中加入了"游戏成瘾",并将其列为精神疾病。

游戏成瘾标准

（1）游戏过程中过于专注。

（2）游戏失败或不玩游戏的时候，焦虑易怒。

（3）玩游戏时间越来越长。

（4）玩游戏时间不能耽误（玩游戏的优先级高于其他事情）。

（5）游戏之外，没有其他的兴趣爱好。

（6）知道沉迷游戏的危害，但没法控制自己。

（7）对家人、朋友隐瞒自己玩游戏的时间。

（8）通过游戏释放自己的情绪。

（9）丧失基本的社交和工作能力。

在上述9项标准中，至少满足6项且相关行为要持续至少12个月才能确诊其为"游戏成瘾"；如果症状严重，确诊前的观察期可适当缩短。

要注意，孩子喜欢各种电子游戏，但不一定是游戏成瘾。家长要正确认识，不要随意给孩子贴上"游戏成瘾"的标签。

2. 如何避免孩子游戏成瘾

（1）满足孩子的合理需要。家长要平等地看待孩子，尊重孩子；要用心观察孩子有哪些需要，既不能一味地满足孩子的所有需要，也不能不满足孩子合理的需要。比如，孩子一个人玩了一会儿玩具就不想玩了，那可能是孩子有了新的需要。这就需要家长及时

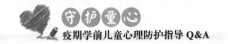

给予关注和引导。

（2）家长要以身作则，给孩子做表率。宅在家里时，有些家长只顾自己学习、工作或娱乐，孩子觉得自己被忽略了，孤独感也可能由此而生；有的家长总让孩子看电视或玩手机，孩子可能会沉溺其中。家长要引导孩子，首要的是从自身做起，注意自己的言行。例如，3岁多的孩子有一次看到笔者吃饭时看手机，说："爸爸吃饭看手机，我也要看！"可见，家长以身作则多么重要！

（3）与孩子多沟通，共同玩乐。家长可与孩子一起读书、一起做亲子游戏，在互动中增进感情，降低孩子"游戏成瘾"的风险。本书第五部分提供了多个亲子游戏视频，供家长们参考。

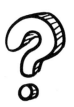

问题 29

如何减少孩子对黑暗的恐惧？

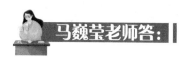

马巍莹老师答：

新冠肺炎疫情的严重性，有可能引发部分孩子的紧张、害怕、焦虑等情绪，造成孩子晚上怕黑。

当孩子说怕黑的时候，我们容易有以下错误的做法。

错误做法 1：逼孩子勇敢，鼓励他不要怕。孩子对黑暗的恐惧是一种客观真实的存在，不会因为一句"别怕"或"勇敢点"而消失。这样的做法并不能让孩子的恐惧感消失，反而会增加孩子的无助感和不被亲人理解的无奈。

错误做法 2：让孩子多待在黑暗处。这不仅不会减轻孩子对黑暗的恐惧，相反还会给孩子带来更多的紧张感和焦虑感。

错误做法 3：开着灯让孩子睡觉。一直开着灯，会降低孩子睡眠的质量，孩子容易患上近视，也影响孩子的健康成长。

错误做法 4：给孩子贴上"胆小""长大没出息"的标签。这会让孩子更退缩，也让孩子更加缺乏安全感。

那么，孩子怕黑，家长怎么做才是正确的呢？

1. 承认孩子怕黑的心理感受

人怕黑是正常的，尤其是孩子。那是因为我们惧怕未知，惧怕隐藏在黑暗中难以觉察到的危险，这是一种本能。承认孩子的恐惧，甚至和他一起讨论在恐惧什么，孩子的恐惧就会因为大人的接受而有了释放的通道。

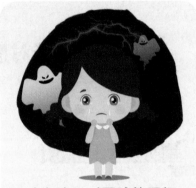

减少孩子对黑暗的恐惧

2. 和孩子一起讨论让他害怕的事物

如果孩子跟家长说他害怕的事物，先不要否定那个事物的存在。可以跟孩子分享家长小时候怕黑的经历，以及战胜恐惧的经验。也可以跟孩子认真讨论让他害怕的事物。

典型案例

孩子：妈妈，我怕黑。

妈妈：什么东西让你害怕？

孩子：怪物。

妈妈：噢，原来是个怪物呀。那它长什么样子呢？

孩子：脸很像一匹马，头上长了犄角，身上和鱼一样有鳞片，还有像狗尾巴一样的大尾巴。

妈妈：你说的怪物和"四不像"好像啊，"四不像"就是这样，身体的某个部位总和别的动物很像。

孩子：对，就是"四不像"。妈妈，它为什么来我们家？

妈妈：我想它饿了，来我们家找吃的。它真可怜，你来喂喂它吧。

孩子一下子来了同情心，假装给怪物喂食物，把他平时爱吃的糖果、火腿肠还有虾饺都喂给怪物，鼓捣了半天。

妈妈：喂了这么多，它应该吃饱了吧？

孩子：嗯，它吃饱了。

妈妈：那它走了吗？

孩子：嗯，它吃饱了就走了。

之后，孩子没再说话，小呼噜声响了起来。

3. 用充满爱意的、耐心的陪伴驱赶孩子对黑暗的恐惧

 方法 1

做一些亲子游戏。

互联网上的"黑白环境切换"游戏比较有效。一间房关着灯，另一间房开着灯。一开始大人抱着孩子站在两间房中间的位置，用平和的语气给孩子讲解，一间是关着灯的房，另一间是开着灯的房，让孩子了解明和暗的概念，减少孩子

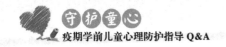

对黑暗的恐惧。接下来就带孩子往返于两间房。在关着灯的房间待1秒，在开着灯的房间待1秒；在关着灯的房间待2秒，在开着灯的房间待2秒……逐渐拉长时间。在切换场景的时候速度要慢，并保持和孩子言语上的交流。举个例子，可以这样和孩子说："宝宝，刚才我们在亮的房间里待了一会儿，现在我们在暗的房间里待一会儿。"反复练习，降低孩子对黑暗的敏感度。

 方法2

带领孩子一起阅读绘本。

很多绘本都比较适合，其中《地铁小银》比较有效。

 方法3

陪孩子一起看电影。

可看的电影很多，其中《夜曲》比较有效。

总之，孩子怕黑，家长的应对方法很多，但有三点不变：第一，承认孩子怕黑的心理；第二，和孩子讨论让他害怕的事物；第三，耐心陪伴孩子，给孩子勇气和信心，克服对黑暗的恐惧。

第四部分

疫情防控期间在家开展学习活动的内容与方法

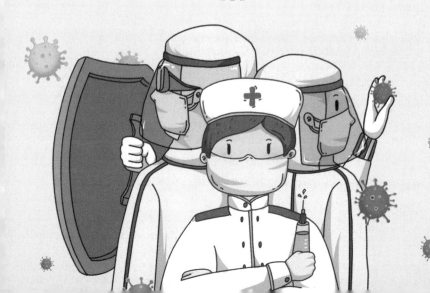

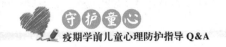

问题 30
如何给孩子解释死亡？

 程敏老师答：

疫情防控期间，每日数据报告及大人间的交谈中都难以避免一个词语：死亡。"死亡"往往是中国人最忌讳的字眼，父母对这个话题都是能躲就躲，也很难和孩子解释，更别说自由地谈论这个话题了。可是，如果一味地避而不谈，就等于在无形之中把孩子从家长身边推开，逼着他们依靠自己的力量，而不是在成年人的陪护和指导之下，去面对和消化"死亡"这个重大的人生议题。那么，我们该怎样正确认识死亡，怎样从孩子的角度跟他们解释并进行引导呢？

1. 不同年龄段的孩子对死亡的理解

0～2岁：把死亡等同于失去与分离，对亲人的"离去"，孩子更多的是焦虑，而不是悲伤。

2～4岁：把死亡等同于"躲猫猫"，亲人"消失"后还会出现。

4～7岁：对亲人的死亡感到难过，但还不能把"死亡"等同于真正的死亡，孩子有时会问"死了之后，他怎么吃饭和睡觉"等问题。

7 ~ 10 岁：对死亡有基本正确的认识，开始恐惧死亡，还会询问有关死亡的问题。

2. 引导孩子科学认识死亡

第一，切记，同孩子谈论生死，一定要遵循孩子的认知发展水平，循序渐进。

有家长曾说过一件事。她的女儿苗苗从幼儿园回家，告诉妈妈，她们饲养的小鸡死了，老师让小朋友们一起把小鸡埋在土里，安葬小鸡，她很伤心。

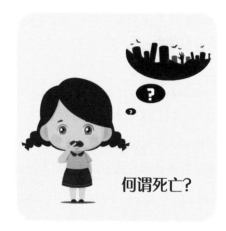

妈妈脱口而出："所有的生物都会死的，小鸡会死，小鱼会死，小花会死，爸爸妈妈也会死。"很显然，这个消息对于 4 岁的苗苗来说还有些难以接受。听到妈妈这句话后，苗苗瞬间激动地哭了起来，联想到小鸡的死亡，她大声地喊道："不，不要爸爸妈妈死，我不要！"

妈妈只好一边安抚她一边思考，并告诉苗苗："所有的生命都会死，但我们人类的寿命很长，爸爸妈妈还可以陪你很长很长的时间，就算你长到妈妈这么大了，爸爸妈妈也还在陪着你。"总算，苗苗被"很长很长时间"安抚了，没有再哭着说"不要死"。这也让我们间接地意识到：当大人想传递一个概念的时候，除了考虑正确性和科学性，还要考虑孩子实际能接受的程度。

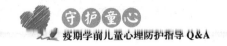

三四岁的孩子只是觉得死了要被埋在地下，黑黑的，很可怕。因此，不顾孩子的认知特点而强行"科学"地去解释死亡，并不能被孩子理解，而且他们的疑问也无法得到解决。

第二，在平时的生活中不要让孩子刻意回避死亡，注重对孩子的生命教育，让孩子一点点意识到死亡代表再也回不来，并且是永久性的，增加孩子对死亡的认知。可以说，从死亡教育出发，追寻的终点却是生命教育。而生命教育的重点其实就是安全教育。家长要告诉孩子，危险的东西很疼，不能碰。哪里有危险，都要对孩子说清楚。

当然，死亡不一定就是生老病死，具体到生活中，草木荣枯、动物生长，都可以用来扩展孩子对死亡这一概念的理解。比如小鱼会死去，鲜花也会枯萎。可以通过养植花草、饲养小动物这样的例子，让孩子参与其中，体会死亡的意义。

3. 通过绘本或者故事引导孩子理解死亡的含义

生命本身有生有死，因此，我们应该引导孩子以积极、健康的心态面对死亡，让孩子学会珍惜生命、珍爱世界。

面对这样沉重的话题，不妨借助绘本来解释，让孩子了解生命生生不息的意义，从而抚慰孩子幼小的心灵。

《长大做个好爷爷》是个关于生命的故事。它向孩子们平静地讲述了亲人的死亡，讲述了生命的终极关怀。无论是对孩子还是对大人，死亡都是神秘的。亲人之死，令人万分遗憾而无奈，带给人们深深的悲恸，甚至是恐惧，但《长大做个好爷爷》是个非常温暖的故事。

《爸爸的围巾》一书没有啰唆的语言，文字表达特别到位。作品是以第一人称的方式在叙述，说着自己的事，说着一件件与爸爸的围巾有关的事，是围巾让小主人公变得更加勇敢，能完成平时难以完成的事。直到故事结尾，我们才知道原来小主人公的爸爸已经去世，他的成长与勇敢来自爸爸。

《象老爹》中象老爹已经很老了，他就要离开老鼠妹妹，去大象天堂了。可是通往大象天堂的桥断了，只有老鼠妹妹能够修好。深爱象老爹的老鼠妹妹会把断桥修好，让象老爹去桥那边的另一个世界吗？这是一个动人的故事，充满了乐观向上的精神和对生命的尊重与热爱。

《告别安娜》这个绘本可以帮助3岁以上的孩子和他们的亲人勇敢面对变老和死亡这个话题。老龙和魔法箱的美丽故事告诉我们：记忆中共同经历的美好时光，最能帮助我们抚平失去亲人的悲伤，而把他们永远留在我们心中。

《一片叶子落下来》以一片叶子经历四季的故事，讲述生命的过程和存在的价值。文字简单，画面清新，令人感动，给人慰藉……

疫情防控期间，死亡终究是一件低概率的事。当孩子对死亡产生困惑的时候，我们更多地应该告诉孩子，要加强防护，减少外出，多吃蔬菜水果，注重锻炼，保证睡眠以增强自身免疫力，更好地抵御病毒入侵。倘若不幸染病，也应该以积极的心态配合医生的治疗，轻症病人很快就会康复，而危重病症也可大概率地转危为安。若孩子对概率不甚理解，可以用家里米桶的米为例进行说明。

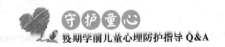

问题 31

如何让孩子面对歧视？

 王丽、兰小彬老师答：

　　疫情引起的歧视问题，一种是被别人歧视，另一种是歧视别人。无论是哪种情况，对孩子的成长都是不利的。因此，家长要加以正确地引导。

　　家长作为孩子学习的榜样，必须以身作则，不去伤害他人，才能让孩子学会尊重他人。虽然这个世界不完美，但家长可以让孩子感受到温暖可以传递，并且相信自己可以给这个世界带来一束光。

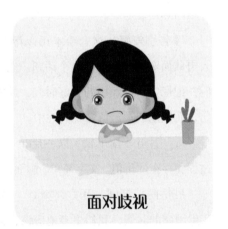

面对歧视

　　如果孩子真的遭到了歧视，家长可以这样做：

　　（1）告诉孩子要勇敢地对歧视说"不"。

　　（2）当孩子告诉你，他（她）被歧视时，请你信任他（她），并且耐心地倾听。

　　（3）孩子年龄小，没有解决此问题的能力，你一定要冷静地帮助孩子解决问题。

疫情防控期间坚持为医护人员做盒饭的"小姐姐"

自新冠肺炎疫情暴发以来，医护人员没日没夜地奋战在抗疫第一线，然而他们吃饭却成了问题；由于感染风险极高，有些外卖小哥也不敢送。这一切让人十分痛心。

"你不做，我不做，谁来做？不能让医护人员冲在最前面，却连饭都吃不上，这样太让人寒心了。我要做这个事，这是我的责任，谁让我开饭馆呢。"这是武汉一位小姐姐接受采访时的回应。她的餐厅开在武汉盘龙城，本来疫情暴发后已歇业在家，但是全家总动员，5个人轮番上，每天给医护人员送800份盒饭。店主小姐姐很辛苦，每天只睡4小时，每份盒饭的价格比平时售价都低。这么辛苦不仅不能赚钱反而还要倒贴，有人就问她："你图什么呢？"小姐姐表示，不图什么，只因为她看到自己认识的医护人员发的朋友圈，她受不了，就想在自己能力范围内做这件事。

随着新型冠状病毒的迅速传播，全国出现了害怕疫情严重地区的人员的现象，并对他们冷嘲热讽。而我们的医护人员处于抗疫一线，在某些地方也同样遭遇歧视。家长要让孩子明白，我们防备的是病毒，不是人。做好隔离措施，同时，还要有爱心和关爱。当所有人谈疫区色变时，这位小姐姐却选择留在疫区，为医护人员做盒饭，平凡却又不平凡。抗击新冠肺炎疫情是一场没有硝烟的战争，山川异域，风月同天；岂曰无衣，与子同裳；共享战衣，共战疫情。

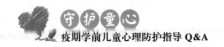

问题 32
如何引导孩子正确认识人与自然的关系？

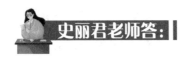
史丽君老师答：

1. 用讲故事的方式让孩子了解此次疫情发生的前因后果

可利用亲子阅读时间以及亲子谈话时间，主动与孩子分享这次疫情的故事，或者当孩子对此次疫情提出自己的疑问时，抓住时机顺势利导。

2. 由点到面，引导孩子思考人与自然的共生关系

（1）拓展孩子对人与自然和谐相处的认识。通过图片和视频资料让孩子对人与自然之间的共生关系有更加深入的了解。这些资料可以是正面引导的，用来帮助孩子正确认识自然，深入了解人与自然是如何和睦相处、和谐共生的。也可以选择反面材料，使孩子清晰地了解因为人类破坏自然、不尊重自然、不顺应自然、不保护自然，才造成了我们无法承担的严重后果。这些资料以视频、绘本或者图片形式出现为宜，力求生动直观。

（2）通过提问，引发孩子对问题的深入思考。在给孩子讲故

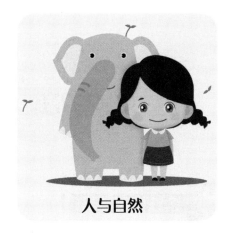

事的整个过程中，当孩子看完绘本、视频后，可以通过及时提问，引导孩子对人类与动植物、人与自然如何和平相处等具体问题不断思考。家长所提的问题应与孩子所看内容密切相关，问题要尽量具体、有针对性，不宜太宽泛，注意引发孩子对问题进行正面思考。

人与自然

（3）以多种方式引导孩子表达对自然的热爱。可利用绘画、手工制作、手指游戏、歌唱、朗诵等形式引导孩子表达对人类社会、对自然万物的情感。

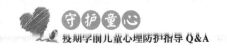

问题 33
如何培养孩子的社会责任意识和行为？

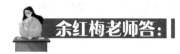

余红梅老师答：

1. 用心陪伴孩子

通过看视频、阅读绘本、讲故事等形式，引导孩子学习那些对祖国、对人民表现出高度社会责任心的杰出人物的感人事迹，引发孩子的社会责任感。

2. 家长以身作则

疫情防控期间，家长以身作则，养成良好的卫生消毒习惯，不随便出门，不造谣、不信谣、不传谣，坚持按照国家、社区的要求做好疫情防控工作。家长应在此期间主动承担相应的社会责任，为孩子做榜样。

3. 引导孩子履行自己的社会责任

让孩子知道：当前，很多人都在履行自己的职责。专家们在夜以继日地研究新冠肺炎的治疗方案和药物；医生、护士们冒着被病

毒感染的危险，不知疲惫地
诊治和护理被感染的病人；
工厂里的叔叔阿姨们在加班
加点生产医院急需的药物与
医护用品，如口罩、防护服
等；清洁人员每天在各个角
落进行全面的消毒；社区的
工作人员也很辛苦，每天为
居民宣传疫情防控知识，满

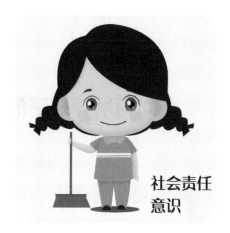

社会责任
意识

足各家生活需求……当下，小朋友应履行的社会责任是：安排好每
天的作息时间，讲卫生，保障自己的身心健康，少出门，避免被病
毒感染。用这样的方式方法贡献自己的力量，帮助人类尽快打赢这
场抗击新冠肺炎疫情的战役！

　　提醒孩子，在疫情防控期间，可能会感觉有些不适应，比如，
会体验到因不能出门游玩而产生的不自由感，不能与小伙伴们一起
玩耍而产生的孤独感，等等。教导孩子，学习那些在一线勇敢抗击
病毒的爷爷、奶奶、叔叔、阿姨们的顽强精神，用自己的意志力坚
持履行自己的责任，我们很快就会迎来抗击疫情胜利的好消息！

问题34
如何培养孩子的感恩意识？

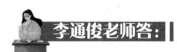李通俊老师答：

　　一个名叫"新型冠状病毒"的坏家伙让大家度过了一个特殊的春节，让孩子们不能出门和小朋友玩耍，不能和亲人团聚……陶行知先生说过"生活即教育"。当我们在家自我隔离、和家人宅家的时候，有必要通过这次疫情，引导孩子用看、读、画、演、做等方式来了解我们生活的国家对我们的爱。有这么一群人，不顾个人的危险，离开他们牵挂的家人，在为我们负重前行……

　　家长要用疫情防控期间涌现的感人事例，引导孩子学会关心他人、关爱他人、帮助他人，进而培养孩子的感恩之心。

　　第一，家长可以给孩子讲述疫情防控期间国家对每个人的关爱。国家在保障人民生命安全方面做了哪些具体的事情，比如，十天建成医院，全国支援湖北，投入了大量的人力和物力，采取了很好的措施，同时全国人民积极响应党中央的号召，停工停课，选择居家隔离，为抗击疫情贡献自己的一份力量！祖国是我们每个中国人的坚强后盾，让孩子因身为中国人而自豪，萌发热爱祖国的意识。

　　利用视频或者故事，让孩子观看坚守在一线的医护人员的事迹：医疗专家钟南山爷爷和李兰娟奶奶等人的勇敢逆行；一线医护人员对病人的日夜守护，他们不能照顾自己的家人和孩子，在病毒面前仍然不畏危险、不怕困难地工作。告诉孩子不仅是医护人员，还有很多国人都替我们扛下了

重担，比如，全国人民不求回报地捐款捐物，警察日日夜夜坚守在工作岗位上，新闻播报员第一时间播报抗击疫情的进展，社区志愿者认真细心地排查……他们都在奉献自己的力量，有的人还因此献出了生命，让我们能安心在家生活，我们应对他们常怀感恩之心。

通过亲子制作简单的小海报或者录制加油小视频等方式，鼓励孩子诉说心中的爱国心和感恩情，让孩子为祖国加油，为白衣天使加油，向抗疫的工作人员表达最诚挚的谢意和传递深深的祝福。

托幼机构在做好疫情防控工作的同时，也可以在家长沟通群为孩子营造感恩的氛围，经常分享相关视频和照片等，让孩子和家长观看，使孩子在潜移默化中树立感恩意识。

让我们一起行动起来，健康生活，同祖国和为我们付出的人一起努力，打败病毒！

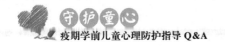

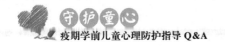

问题 35
如何利用"家里蹲"的时机改善亲子关系？

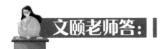

文颐老师答：

亲子活动是改善亲子关系的钥匙。

1. 与孩子一起观看童年照或家庭照

孩子们都喜欢看他们的童年照，看他们的小时候。家长可以讲与每个照片相关的故事。这是建立亲子关系的绝佳方法。家长可以找出老照片，甚至找出自己很小的时候和父母以及亲朋好友一起拍的照片，讲述照片背后的故事。故事就像是精神的维生素，让我们保持健康。家长可以讲一些快乐的、有趣的故事。比如，在开车，半路轮胎没气了是怎么解决的；火车晚点了，但最终还是到达了目的地。这些都是很好的故事，因为虽然中途有困难，但还是克服了困难，到达了目的地。这和我们现在的疫情是一样的。当下，我们要待在家里保证安全，不能出门，这就是障碍；但风雨过后，我们还是会见到彩虹，这是我们的目标，也是我们的希望。

2. 可以和孩子一起做他们喜欢的菜

现在是把食谱拿出来的好时候了。家长可以烤饼干、做面包、煲汤，或做孩子喜欢的任何食物。记住，问问孩子想吃什么，这会给他一种控制感。在当前的情况下，我们仿佛失去了控制感，但控制感其实一直都在我们心里。当我们心里有控制感的时候，我们就找到了力量的来源。家人们可以轮流为这道菜添加食材，不用担心一团糟。孩子经常会乱哄哄的，但"清理"这些乱糟糟的东西

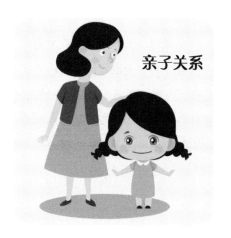

也是一种隐喻。我们的生活有时候不也是一团糟吗？但我们之后会清理它，一家人一起去清理它。因此，家人们可以尽情放入喜欢的食材，搅拌。家长也可以讲讲这个食谱背后的故事。家长可以把它变成一个有趣的活动，不要有压力，这也可以是一道简单的小菜，如拍黄瓜，只要家人喜欢就可以了。

3. 画一些让家长和孩子内心感到快乐的东西

家长可以先画一个心的形状在纸上，然后在"心"里面画上让自己和孩子内心感到快乐的东西，也可以在里面写字。汉字非常美妙，就像是绘画一样，每一个汉字背后都有一个故事和丰富的含义。

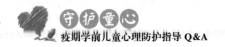

画快乐的东西就如维生素一样，孩子在汲取"心"里面的这些内容信息，从而感到和谐、安全、舒服和快乐。虽然无法控制外部世界，但孩子的内心是安全的。美好的事物总是与我们同在。

4. 唱歌、"玩"音乐

家长可以放孩子最喜欢的音乐，可以用电脑放，也可以用家里的乐器弹奏。无论如何，唱歌和摆动会让人产生共鸣。家长可以抱住孩子，唱一首歌，就像小时候唱摇篮曲一样。家长和孩子可以唱各种各样的歌曲，或者随音乐摆动。孩子年龄比较大的话，家长还可以握住孩子的手，一边摆动，一边歌唱。

问题36
如何通过让孩子参与家务劳动
锻炼自立能力？

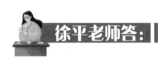

徐平老师答：

　　疫情防控期间，家长如何通过让孩子参与家务劳动锻炼他们的自立能力呢？这里说的家务劳动不包括独立刷牙、穿衣、洗脸等，因为这些本就是孩子自己该做的事。

1. 态度一致是关键

　　要跟家人沟通做家务对孩子的意义，让家人的态度保持一致。这些意义包括：①提升孩子的家庭责任感和存在感；②树立孩子积极正确的劳动意识和培养劳动习惯；③锻炼孩子的动手能力、肢体协调能力、观察能力等；④家人分工劳作，增强亲密感。总的来说，做家务可以提升孩子的自理自立能力。

2. 家务与孩子匹配是基础

　　与孩子年龄、能力和兴趣匹配的家务是孩子做家务成功的基础。整理家务清单：丢垃圾、收拾玩具、擦桌子、叠衣服、铺床、拿碗筷、收拾餐桌等。也可以在网上搜索美国儿童教育家伊丽莎白·潘特丽针对不同年龄段儿童的特点设计的儿童学做家务年龄表。

从一项家务开始，逐渐增加项目数，从低难度、低要求开始，逐渐增加难度，这都有利于增强孩子的自信心。

3. 执行技巧是保障

（1）家庭会议趣味分工。组织以家庭劳动分工为主题的家庭会议，让孩子意识到每个家庭成员都要承担家庭责任。可用游戏进行，如抽签或扔骰子。

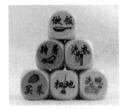

（2）任务明确具体化。让孩子做的家务劳动一定要具体、明确，勿使用模糊不清的双任务，如"把房间收拾了"，可具体到"沙漏漏完前，把客厅里所有的玩具都送回玩具屋里"。

（3）激发责任动机。不要和孩子说："你看妈妈很辛苦了，你应该帮帮妈妈。"家务活是家庭成员都应该做的，而不是帮某个人做。激发孩子的动机很重要，可以和孩子说："你把自己的玩具送回家，你的家务劳动就完成了。"

（4）赋予选择权，满足孩子的自主需求。给孩子临时家务选择，如："现在有两件事，摆放凳子和拿碗筷，你选择哪一件？"切忌用命令式语气说："你把凳子放好。"

（5）多种方式强化行为。制作一张家务劳动分工表，每个人完成了一项家务，就在对应处贴上贴纸。贴纸可自制也可购买，但一定要让孩子自己贴。

对孩子进行肯定时，要针对孩子的具体行为进行描述，切忌简单说"真好""很好""不错""真棒",可以说"我看到你今天在擦桌子时,用抹布用力地将污迹擦干净,我们要向你学习",再用大拇指点个赞;也可以说"因为你认真地把桌子擦干净了,让我们在使用桌子时心情十分愉悦,谢谢你"。

日期	爸爸	妈妈	宝贝	爷爷	奶奶
	洗衣	做饭	摆放碗筷	扫地	擦桌子
__月__日	☺	☺	☺	☺	☺
__月__日					

（6）绘本阅读,激发做家务的兴趣。这里推荐几个绘本:"小帮手系列"、《小猪佩奇洗衣服》。其中"小帮手系列"可以通过在微信上搜索"怎么让孩子爱上做家务"获取。

温馨提示

1. 需要向孩子强调,并非只做列举的家务劳动,一家人需要互帮互助,共同承担家庭责任。

2. 家人意见不统一时,尽量私下沟通。

3. 任务难度需及时调节。

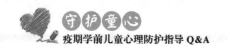

问题 37
如何制定合理的作息制度?

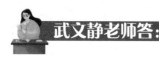
武文静老师答:

培养合理的作息习惯,有规律地生活,是培养孩子条理性的重要前提,也是减少孩子宅在家的焦虑感的有效方式。如何制定合理的作息制度呢?

1. 家长言传身教,规律作息

家长的榜样作用无可替代,在制定作息制度前,家长一定要告诉自己,这不只是孩子的生活作息,也是我们自己的。在制定作息制度后,一定要遵守。

2. 鼓励孩子参与作息制度的制定

鼓励孩子学习成为家长的小帮手,邀请孩子一起参与家人作息制度的制定。给孩子有限的选择权和决定权,允许孩子有不同意见,例如,运动安排在哪一个时间段。有限的选择权和决定权一定是家长可以接受、孩子可以做到的。

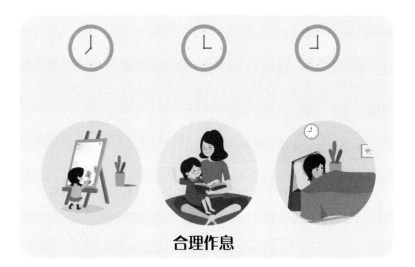

合理作息

3. 动态活动与静态活动交替进行

提供给孩子多样性的活动，例如，静态的绘本阅读、绘画，动态的舞蹈、室内慢走、啦啦操。要注意孩子活动步调的节奏，避免单调和疲劳，可以遵循动静交替的原则来规划一日生活，也可以根据孩子的气质类型，灵活地进行调整。

4. 互动活动与个体活动交替进行

在一日生活活动中，需要有充足的互动活动与个体活动。对于孩子来说，陪伴游戏既是一种玩耍，也是一种学习、工作和生活。家人的互动能增加孩子的安全感，加深亲子感情，但不要忘记，在互动结束后，也要提供给孩子一个足够安静和自由的时间，以帮助孩子调整自我状态。

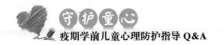

5. 稳定性和灵活性相结合

提供作息表，让孩子对每日生活安排有预期、有目标，不会失去对时间的控制感。但也允许孩子偶尔打破规则，适度调整作息表内容，比如，调整今日运动项目。

6. 保证足够的休息时间

足够的睡眠是孩子生长发育和保持健康的重要需求，睡眠能使孩子的脑细胞在经过长时间的消耗之后得到必要的休息，恢复其能量供应。这样孩子就可以消除疲劳、恢复体力，心情也会随之好起来。

问题 38
如何与孩子一起进行有趣的室内体育活动？

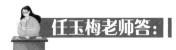

任玉梅老师答：

  疫情防控期间，孩子不能出去玩，但身体锻炼还得跟上，家长可以带领孩子开展一些室内体育活动。室内体育活动是指幼儿在室内（房间、阳台、楼道、门厅等活动场所）进行的各种体育活动，是户外体育活动的重要补充。它的内容可以是钻、爬、投掷等大肌肉活动，也可以是手指、脚趾等的小肌肉活动。疫情防控期间，孩子长时间待在家里，家长应学会一些室内体育活动方法，带领孩子积极参加锻炼。家长也应有规律地锻炼身体，为孩子做出良好的示范，和孩子一起增强自身免疫力，做孩子健康的第一防护人。要开展好室内体育活动，需要注意以下几方面。

1. 充分、合理、巧妙地利用室内活动空间

  首先，要合理利用现有的室内空间和物品，使其充分发挥作用。例如，客厅、床、沙发、椅子等，都可以开发利用。

  其次，要合理安排室内空间，使其有效地发挥作用。例如，可以选择客厅、阳台等宽敞的大空间，开展占用空间相对较大、孩子

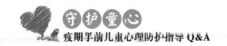
移动范围大且次数较多的走、跑、爬行等活动。可以选择适宜的过道、卧室等小空间，开展占用空间相对较小、孩子移动范围不大的投掷、纵跳、力量素质练习等活动。当然，这些活动也可以在客厅、阳台等较大的空间进行。

2. 提供多样、适宜、安全的玩具和材料

首先，要根据活动空间提供适宜、安全的玩具和材料。体积相对较小、功能多样的手头玩具如小球、沙包、短棍、沙袋、套圈等，适宜在室内使用。

其次，玩具和材料要尽量多样化，以满足孩子不同锻炼目的的需要。既有活动上肢的玩具和材料，也有活动下肢的玩具和材料，以使孩子的身体均衡发展；玩具和材料要有可变性及可探索性，尽可能做到一物多玩，以促进孩子创造性思维的发展。

3. 全面、科学地安排活动内容与形式

室内体育活动的内容可以是丰富多彩的，组织形式也可以多种多样。例如，引导孩子了解一些基本的体育运动卫生知识，进行室内体操活动、赤足活动、各类体育游戏等，可以是亲子活动，也可以是孩子的自由活动。

家长在安排内容时，要考虑孩子上下肢的均衡发展，要考虑整体活动量是否适宜，既要有活动前的准备活动，又要有活动后的整理活动。

4. 适时、准确、有效地指导活动过程

孩子在进行室内体育活动时离不开家长必要的指导。家长要根

据不同年龄孩子的特点、不同的问题，适时、准确、有效地进行指导。对于3～4岁的孩子，家长可以在他们玩的过程中边参与活动边进行指导。4～6岁的孩子的自主活动较多，出现急需解决的问题，则需家长及时指导。如孩子玩玩具时，玩具缠绕在一起，不能玩了，家长就要及时给予指导。可以先安慰孩子别着急，再启发他们动脑筋想办法，引导他们观察、分析玩具是如何缠绕在一起的，怎样才能按顺序解开，并在关键环节适当给予帮助。对有些问题，家长可以适当"延迟"指导，如果孩子自己能解决，家长就不要介入。例如，孩子在活动中遇到了投不准、跳不过去等困难，家长不必急于指导，可尽量让孩子反复尝试，自己调整。家长则细心观察，当孩子确实调整不好自己的动作时，再给予准确指导。

下面就为大家介绍一些适合在室内开展的体育游戏活动。

活动1. 木头推推推

游戏方法：家长先躺在地面上，让孩子推动你的身体，此时请全身用力，阻止身体滚动，然后鼓励孩子拼命推动你。可以锻炼孩子的身体和毅力，让孩子变得更强壮、更坚强。

适合年龄段：3～6岁。

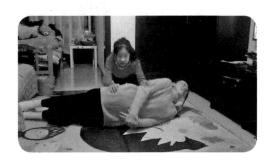

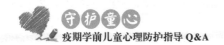

疫期学前儿童心理防护指导 Q&A

活动 2. 钻山洞

游戏方法：家长先坐在地上伸直双脚，然后孩子跳过你的脚。孩子跳过去之后，将腰部抬高，让孩子从腰下钻过去。培养孩子的空间认知能力，同时锻炼孩子的肌肉力、平衡能力、爆发力、灵巧度。注意不要压到孩子。

适合年龄段：3 ~ 6 岁。

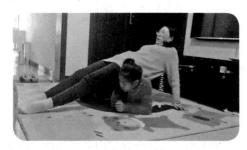

活动 3. 小袋鼠绕圈跳

游戏方法：家长坐在地上张开双脚，让孩子跳过你的脚，或者左右脚依次走过你的双脚。跳或走过之后，让孩子绕到你的背后，转到前面再来一次。熟悉动作后，可让孩子试着单脚跳、横着跳，或者往后跳过你的脚。锻炼孩子的肌肉力、爆发力和灵巧度。

适合年龄段：3 ~ 6 岁。

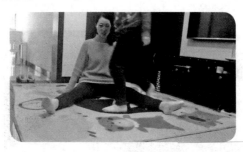

活动 4. 小小马术师

游戏方法：家长做出四肢跪膝撑地
的姿势，让孩子爬上你的背，再让她跪站
在你的背部正中央。培养孩子的空间认知
能力，同时锻炼肌肉力、平衡能力。游戏
时注意安全。

适合年龄段：4～6岁。

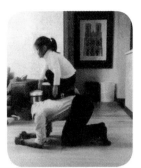

活动 5. 穿越火线

游戏方法：把胶带贴在墙上做激光
线，让孩子穿越时不要碰到。是不是有紧
张刺激的感觉？

适合年龄段：3～6岁。

活动 6. 袋鼠的球

游戏方法：双腿夹着气球，宛如袋
鼠一般跳着走，然后家长给孩子不同的
指令，比如，向前跳，前后跳，向左横
跳，跳过某个障碍物。

适合年龄段：3～6岁。

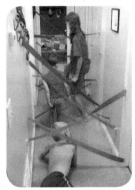

活动 7. 投沙包

游戏方法：将沙包投掷到对应颜色
的投掷点，比比谁投得更准。

适合年龄段：3～6岁。

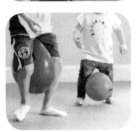

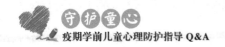

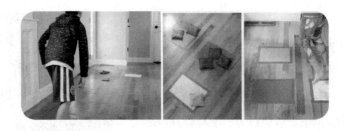

活动 8. 纸杯保龄球

游戏方法：家庭版的"保龄球"，将纸杯垒高，用小球投掷，看看谁击倒的纸杯多。

适合年龄段：4 ~ 6 岁。

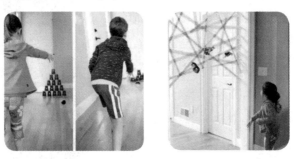

活动 9. 投掷胶带

游戏方法：用胶带在门上贴出不同的轨迹，让孩子扔纸团并穿过胶带。注意不要被粘住。

适合年龄段：3 ~ 6 岁。

活动 10. 击中纸杯

游戏方法：把纸杯倒扣或倒扣悬垂，让孩子用纸团投掷纸杯，看能否击中。锻炼孩子的空间认知能力、专注力。

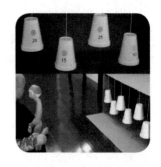

适合年龄段：3 ~ 6 岁。

活动 11. 舌尖上的足球

游戏方法：用纸板做个简易的球场，找一团棉花做球，然后家长和孩子一人一根吸管，看谁先把球吹到对方的球门里。

适合年龄段：4 ~ 6 岁。

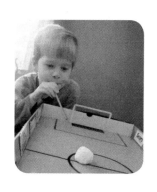

活动 12. 迷宫赶球

游戏方法：用胶带在地上贴出一个迷宫，让孩子用细杆推着小球走出迷宫，当中也可以设置一定的机关、障碍。

适合年龄段：5 ~ 6 岁。

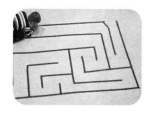

活动 13. 跷跷板

游戏方法：家长与孩子面对面坐在床边，双手挺直互拉，双脚相互顶住。两人轮换做躺下来和起身的动作。该游戏可以促进孩子中枢神经系统的发育，加强大肌肉的协调运动能力。家长还可以边训练，边和孩子一起念儿歌，以加强孩子的语言表达能力。

适合年龄段：3 ~ 6 岁。

活动 14. 小推车

游戏方法：家长举起孩子的双腿，让孩子伸直手臂托起身体，并且用手走路，沿着特定的方位前进。该游戏可锻炼孩子的上肢力量，提升身体平稳水平，促进两侧协调。还可以做一些变向训练，如向左（右）转弯走或倒退等，还可以做上下坡的训练。

适合年龄段：5 ~ 6 岁。

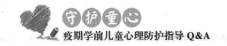

活动 15. 擦玻璃

游戏方法：家长与孩子各自立在门玻璃的内外两边，手对着手，孩子的手配合家长的手移动，手移动速度可逐渐加快。该游戏可促进孩子的灵敏性和身体两侧协调能力的发展。

适合年龄段：5 ～ 6 岁。

活动 16. 踩单车

游戏方法：家长与孩子面对面坐好，还可以坐在床上或者平整的沙发上，双手在背后支撑以保持稳定，双腿抬起，脚掌相互顶住。家长与孩子协调一致地做踩单车的动作，速度可越来越快，但注意保持平衡。还可以用相互推手的方法进行模仿练习。该游戏可促进孩子左右腿的协调运动能力及双腿力量素质的发展。

适合年龄段：3 ～ 6 岁。

活动 17. 两点左右跑

游戏方法：放两个矿泉水瓶，两个水瓶之间的距离可根据情况自行掌握。让孩子使用侧滑步在两个水瓶之间快速移动。进行 10 ～ 20 次。

适合年龄段：3 ～ 6 岁。

活动 18. 原地蹬地跑

游戏方法：双手、双脚支撑于地面，双腿快速前后蹬地练习。动作频率根据自身情况调整，频率越快，强度越大。持续进行 30 秒。

适合年龄段：5 ～ 6 岁。

活动 19. 原地小步跑

游戏方法：原地快速小步跑，摆臂、换脚频率尽可能快。持续进行 30 秒。

适合年龄段：3 ～ 6 岁。

活动 20. 原地纵跳（摸高）

游戏方法：家长和孩子面对面，双脚向上跳，跳 15 ~ 20 次。家长也可伸出一只手臂，让孩子纵跳摸高。

适合年龄段：3 ~ 6 岁。

温馨提示

与孩子在家运动时一定要时刻注意不打扰邻居的生活，以便在创建和谐邻里关系的同时，培养孩子的社会适应能力。

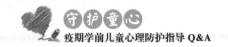

问题 39
如何选择与疫情防控相关、适合亲子阅读的绘本？

韩蕾蕾老师答：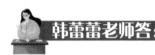

在绘本选择上，家长应该注意：第一，选择与此次疫情相关或与其他病毒相关的绘本，帮助孩子系统地了解什么是病毒、什么是细菌，它们和我们有什么关系，让孩子学习预防知识，提高自我保护意识。第二，选择符合孩子年龄的、有趣的、优质的绘本，可以参考获奖绘本名单或学校的推荐书单进行选择。

这里将通过"认识病毒和细菌""预防感染""认识生病"三部分来给孩子们推荐与病毒、细菌相关的绘本。

1. 认识病毒和细菌

与孩子一起阅读以下书籍，引导孩子认识病毒和细菌。

《写给孩子的新型冠状病毒科普绘本》形象地讲解了新冠肺炎的起源、传播途径、发病症状、防护措施等内容。（安潇／文）

《病毒小子威利》介绍了感冒病毒的基础知识，让人知道预防感冒的方法。（［奥地利］海蒂·特尔帕克／文，［奥地利］蕾奥诺拉·莱特尔／图，罗亚铃／译）

"噼里啪啦细菌来了"系列精选了6大类与日常生活息息相关的细菌，从嘴巴开始，一直到肠子，外加皮肤，其中有一本专门介绍细菌感染的问题。（布克布克/文·图）

阅读绘本

《便便里的细菌王国》向我们讲解了便便形成的过程，便便和屁为什么臭臭的，便便细菌对人体的影响……由此描绘出便便里广阔而奇妙的细菌王国。（［日］坂元志步/文，［日］鳕耳郎/图，张继伟/译）

"幼儿健康知识绘本"（全5册）主要讲解了流感病毒、麻疹病毒、诺如病毒、水痘病毒、肠出血性大肠埃希氏菌的传播方式和防治攻略。（［日］冈田晴惠/文，［日］西川智英美、青木弘惠、菅原景子/图，穆海英/译）

《猩红热先生》讲述了动物王国中猩红热病菌的传播和治疗。（［法］艾瑞克·巴图/文·图，梅思繁/译）

《微生物：看不见的魔法术》主要讲述了世界上最小的生物，帮助年幼的孩子了解微生物世界：它们的长相、生活习惯，以及它们如何繁殖，有哪些了不起的"魔法"……（［英］尼古拉·戴维斯/文，［英］艾蜜莉·萨顿/图，陈宏淑/译）

《细菌小不点儿人体历险记》的主要内容：一个红色细菌小怪物陪伴我们一起踏上人体冒险之旅，告诉我们咳嗽是怎么产生的，

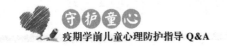

伤口是怎样愈合的，我们吃进去的食物又是如何消化的。（［德］西比勒·莫特尔·林克／文，弗雷德里克·贝特朗／图，马晶／译）

2. 预防感染

预防感染，可以与孩子一起阅读以下书籍。

《病毒来了！新型冠状病毒感染的肺炎预防知识绘本》以图文并茂的形式向广大读者（尤其是少年儿童）普及当前的疫情防控知识，告诉读者勤洗手、戴口罩等保护自己的实用方法。（尹永杰／主编）

《根本就不脏嘛》的主要内容：我的手明明看起来很干净，为什么要洗手呢？比如，我刚刚摸了只小兔子，它白白软软的，怎么会脏呢……（［德］万伽·欧尔特／文，［德］玛努艾拉·欧尔特／图，贾如／译）

《我爱洗手，细菌赶走》以简单幽默的方式给孩子们介绍基本的卫生知识，以及懂得讲卫生的重要性和正确的洗手方式，让他们学会如何保护自己、远离病菌。（［德］茱莉亚·弗默特／文·图，孙红／译）

《指甲缝里的细菌生日派对》主要讲述：脏兮兮和臭烘烘喜欢脏脏臭臭的东西，今年，他们俩打算在"指甲缝"世界里的脏娱乐室举办第八个生日派对……（［克罗地亚］伊莲娜·佩尔文／文，［克罗地亚］伊莲娜·布雷佐维奇／图）

《细菌，我要消灭你》主要讲述：细菌跑进了一个不爱洗手的小女孩的肚子里，怎么办呢？（甘薇／著，吴波／绘）

《我不要着凉》深入浅出地向孩子们传递中医药的有趣和实用

知识，孩子们也在故事中学习和体会培养日常健康生活习惯的重要性。（刘伟、冯祥 / 主编）

《牙细菌大作战》是中国原创儿童健康科普知识绘本，8 个生动的小故事潜移默化地帮助孩子远离坏习惯。（北京健康教育协会 / 组织编写）

3. 认识生病

要引导孩子理解生病，可以阅读以下书籍。

《感冒需要什么》是一本抚慰孩子心灵的图画书。这本书帮助孩子告别生病的困扰，让孩子感受到来自爸爸妈妈以及家人的陪伴、关心和爱护。（［美］芭芭拉·博特纳 / 著，［美］克里斯·谢班 / 绘，匙河 / 译）

《阿——嚏，感冒了》适合 0 ~ 3 岁的孩子阅读。这本书对于引导并帮助孩子正确认识医生非常有价值。（［日］濑名惠子 / 文·图，黄惠绮 / 译）

《生病我不怕》用浅显易懂的方式解释了疾病的形成和人体自身免疫系统的作用。（［德］巴贝尔·斯巴瑟夫 / 文，［德］苏珊娜·塞妮 / 绘，孙红 / 译）

《阿莫的生病日》以舒缓的节奏，为生活在繁忙大都市的人们讲述了一则打动我们日渐冷漠的心的小故事。（［美］菲利普·斯蒂德 / 文，［美］埃琳·斯蒂德 / 图，阿甲 / 译）

《我没生病》贴切地表现了孩子生病时的心理活动，并用亲切的方式告诉孩子怎样做，病才会快些好。（［日］角野荣子 / 文，［日］垂石真子 / 图，赵峻 / 译）

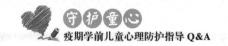

《玛蒂娜生病了》主要讲述：孩子的世界很小，小小的挫折犹如末日降临。生病、搬家、转学、吵架……玛蒂娜都是怎样面对这些挑战的呢？这本书帮助孩子开阔心胸，教孩子懂得珍惜健康，提高抗挫折能力。（［比利时］吉贝尔·德莱雅、让·路易·马里耶/文，［比利时］马塞尔·马里耶/图，王文静/译）

《大熊生病了》主要讲述了一则充满爱和温暖的故事：大熊得了重感冒，生病的它脾气变得更坏了。它的朋友小老鼠固执地陪伴在大熊身边……（［美］邦妮·贝克/文，［加］凯迪·麦克唐纳·丹顿/图，邱匀/译）

《哈利去医院》主要是让孩子了解"去医院将会经历些什么"，并明白医院其实并不是个可怕的地方。（［美］霍华德·J.博尼特/著，［美］迈克尔·韦伯/绘，左右妈/译）

《米尼狼：生病了，不害怕》描绘了米尼狼和小伙伴们的成长故事和心理历程，给孩子以勇气、快乐和自信，让孩子在笑声中积累、验证自己的成长经验。（［法］菲利普·马特/著，徐颖/译）

问题 40

如何让祖辈在宅家期间科学育儿?

蒋海鹰、凌芝老师答:

1. 科学教养,树立"三不"观念

（1）不包办代替。树立"只要孩子自己能做,绝不代替孩子去做"的观念,对于孩子力所能及的事情,如穿衣服、刷牙、如厕、吃饭、收拾整理玩具、学习等,尽可能鼓励他们自主完成。长辈可以在他们需要帮助的时候提供一点帮助,但切记不可包办代替,剥夺孩子学习体验和成长的权利。

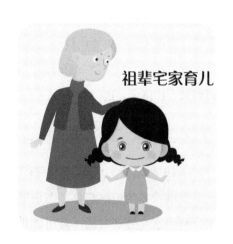

祖辈宅家育儿

（2）不无原则迁就。对于孩子的要求,不能无原则地迁就,更不能让孩子想干吗就干吗。如果觉得在某些问题上,孩子已经养成了不听祖辈话的习惯,那么

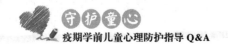

必须马上采取措施，用强硬的态度告诉孩子应该怎么做、不应该怎么做，还可以通过和孩子共同讨论后"约法三章"，建立常规，共同遵守。

（3）不过度保护。孩子的安全固然重要，但是祖辈不能因为怕孩子磕着碰着就对孩子保护过度，这不让玩，那不让做，把孩子禁锢在自己身边，甚至长时间让孩子坐着看电视，这些都是不对的。祖辈们应该在保证安全的前提下，鼓励孩子积极参与各类活动，为孩子提供帮助和支持。

2. 共同探讨，制定一日生活作息表并严格执行

宅家期间，祖辈、父母和孩子可以共同讨论，制定一份大家都认可并严格执行的一日生活作息表，祖辈对每个时间段该干什么做到心中大致有数。例如，可以陪伴孩子玩一些简单的游戏、阅读绘本等，为孩子提供想要的材料，鼓励他们自发自主开展游戏。同时要注意，在孩子专注做事的时候，祖辈不要因为过于关注生活琐事而频频干扰孩子，这样会降低孩子的专注力。

3. 巧用策略，引导孩子开展多种居家活动

（1）激发孩子兴趣，带领孩子参与家务劳动。宅家期间，为孩子提供营养均衡的膳食，也是很多祖辈每天的事务。祖辈可以充分利用家务劳动时间，采用游戏的方式激发孩子的劳动兴趣，鼓励孩子一起参与，做些力所能及的事情，如摘菜、洗菜、摆碗筷、擦桌子等，让孩子在游戏中学习更多的生活本领，增强责任感。

（2）发挥技能特长，引导孩子利用废旧物品开展游戏活动。同时，祖辈还可充分利用自己擅长的技能如家务经验、针织、绣花、棋类、国画、打太极等，用随手可得的家庭材料（摘下的菜头菜叶、旧物、棋牌等）作为游戏的材料，陪伴孩子开展手工、益智、运动等各类游戏，建立孩子对祖辈的崇拜感。

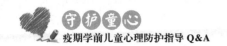

问题 41
如何开展有趣的亲子健康教育活动？

 谢应琴老师答：

在疫情防控期间，家长可以根据孩子的年龄特点，以游戏为基本活动，开展有趣的亲子健康教育活动，将深奥、枯燥的防疫知识和卫生知识浸润在快乐有趣的亲子活动中，降低孩子在亲子健康教育活动中的抵触情绪，积极配合家长理解、掌握健康防疫知识。

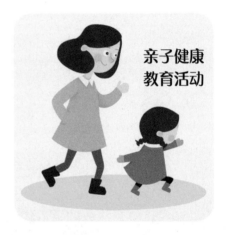

亲子健康教育活动

1. 认识孩子自己的身体的活动

在疫情防控期间，家中讲得最多的就是人的身体，孩子也很关注身体。这时候家长应因势利导，开展有趣的认识身体活动，让孩子轻松自然地正确认识自己的身体，了解身体各部位间的关系。

活动（1）

听的活动（3～6岁）

我们的身体每天都会发出各种声音，不同的声音从不同的部位发出来，这些声音代表我们身体正在运转，它是我们活着的证据。亲子活动时注意，一定要安静。

①听一听心跳的声音。家长和孩子互相贴近对方的心脏部位，听1分钟心跳，然后把自己听到的声音描述出来。

②听一听肚子"咕噜咕噜"的声音。家长和孩子互相贴近对方的肚子部位，听肚子1分钟的活动，然后把自己听到的声音描述出来。

③还可以引导孩子听"扑哧扑哧"的放屁声，以及忍不住的喷嚏声，等等，告诉孩子，这些都是身体向我们发出的信号，需要用心去听，不同强度的声音表示身体的不同状况。

活动（2）

拍的活动（3～6岁）

①家长和孩子边念儿歌边做各种拍的动作。

小手拍拍，小手拍拍，小手伸出来（孩子一边念儿歌，一边和家长对拍双手两次）；

小手拍拍，小手拍拍，小手摸摸头（引导孩子摸自己的头）；

小手拍拍，小手拍拍，小手摸眉毛（引导孩子摸自己的

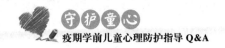

眉毛）；

小手拍拍，小手拍拍，小手摸膝盖（引导孩子摸自己的膝盖）；

小手拍拍，小手拍拍，小手摸……

（根据年龄段逐步增加认识难度和节奏，在摸五官的基础上可以适当增加难度，延伸到摸肩膀、腰部、肝、肺、心脏等身体其他部位）。

②可以在孩子拍到哪个部位时就讲出那个部位的作用、保护那个部位的办法。

2. 有趣的个人卫生教育活动

 活动（1）

肥皂的秘密（3～5岁）

家长和孩子玩肥皂泡泡活动。

①家长可以出示各种各样的肥皂，吹出肥皂泡泡，让孩子观察肥皂泡泡的形状、颜色、气味。

②家长提供脏玩具如脏手绢等，让幼儿自由玩肥皂泡泡、清洗物品等。引导孩子发现肥皂泡泡的小秘密。（孩子从肥皂泡泡的颜色、形状、能溶在水里、能使脏东西变干净等，讲述自己发现的秘密。）

③顺应孩子的发现规律，告诉孩子"七步洗手法"，一边洗手一边念洗手歌谣。

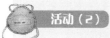活动（2）

讨论活动"有趣的口罩"（适合3～6岁）

（1）猜谜语活动。

家长念谜语，孩子猜。

"小小一床被，只盖鼻和嘴，防毒讲卫生，人人必需备。"

（2）参观活动。

第一步：家长给孩子看各种口罩图片，孩子自由发表意见，说说口罩的形状、特征等。

第二步：家长简单讲解各种各样的口罩的作用。

A.棉布口罩。（防寒保暖，不防菌）

B.医用无纺布口罩。（防菌防毒，不防尘）

C.活性炭口罩。（防菌防尘，易缺氧）

D.防尘口罩。（有效防尘，有效地贴合）

E.N95及以上型口罩。（防雾霾，防病毒）

第三步：亲子讨论。

为什么最近大家出门都要戴口罩，口罩有什么作用？（口罩可以保暖，预防病菌侵入我们的身体，保护我们的身体健康。）

进一步重点讨论：

一直戴口罩对身体好吗？

什么时候需要戴口罩?

戴过的口罩怎样收放?

什么情况戴什么口罩最合适呢?

第四步:亲子表演活动"戴口罩"。

家长示范正确戴口罩的方法,边戴口罩边讲解。"口罩的大小要正好罩住下巴、嘴巴、鼻子等部位。戴太大或太小的口罩,病菌、灰尘等能从口罩两侧进去。戴上口罩后,要把鼻夹条部位按紧。"

孩子自己戴口罩,家长判断正确与否。

第五步:亲子游戏活动"去医院"。

家长和孩子轮流扮演医生、护士,玩"去医院"的游戏。

温馨提示:

1. 家长和孩子在运动时,穿宽松的服装为佳。尽量不要穿太厚重或太单薄的衣服,以免运动不便或感染风寒。

2. 宜在饭后休息一会儿后再运动,否则影响消化。

3. 活动后休息一会儿,适当喝一些温热开水,不要立即喝凉水,容易导致胃肠道痉挛。

4. 活动时间不宜过长,否则,孩子可能不能集中注意力,容易受伤。

5. 活动中家长要为孩子做好保护措施,注意安全,不能让孩子受伤。

问题 42
如何运用亲子阅读的方式
高质量地陪伴孩子？

陈先蓉、张泉老师答：

人们常说："陪伴是最长情的告白。"然而，怎样的陪伴才是最适合、最需要、最温暖的呢？尤其对于现在必须每天宅在家的孩子和家长来说，每一天都待在一起就算是高质量的陪伴吗？在家庭陪伴中，亲子阅读绝对是最重要的陪伴方式和内容之一，亲子阅读能够培养阅读习惯、增强口语表达能力、增进亲子情感，等等。但是该如何做好亲子阅读，让亲子阅读成为真正意义上的高质量陪伴方式呢？

1.打造阅读环境——"一米书角"

给孩子一块独立的专属的阅读空间，小巧、温暖、安全，一平方米即可。无须华丽重金打造，只需因地制宜、舒适亲切，孩子喜欢即可。对于稍大一点的孩子，多鼓励共同创建，建在哪里、怎么建、投放哪些绘本，让孩子说了算。这样的"一米书角"才是孩子自己、自主、自由的空间，才会让孩子流连忘返，保持对阅读、对图书的兴趣，也才能让亲子阅读成为常态。

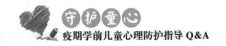

2. 营造阅读氛围——"让孩子看到你在读"

我们的阅读口号是："放下手机，陪伴孩子。"家长天天刷手机却让孩子在旁边读书，这不但没有效果，也不是高质量的陪伴。要让孩子爱上阅读，首先家长必须爱上阅读。家长的以身作则是孩子喜欢阅读的前提和持续阅读的动力。科学研究表明：家长自己阅读的频率越高、时间越长，孩子阅读的频率就越高、独自阅读的时间就越长；孩

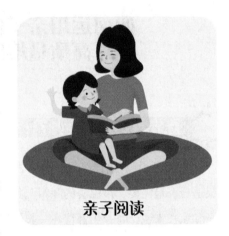

亲子阅读

子的早期文字意识水平越高，越能积极参与亲子阅读；每次亲子阅读的时间越长，孩子阅读的频率也就越高。由此，家长要做的就是：拿起书来读，经常读，让孩子看到你在读，跟孩子一起读。

3. 培养阅读习惯——定时、定点，持之以恒

孩子的阅读不是从独立阅读开始的，不是从自己捧起书本识字开始的，而是从听读开始的，是从家长读书给自己听开始的。年龄越小，越是如此。因此，每天阅读、亲子共读、持之以恒，让孩子感受阅读的乐趣尤为重要。"一本好书，两人共读，三周坚持，受益终身。"21 天养成一个好习惯，就让我们从第一个 21 天开始吧。每一天在固定的几个时段由固定的人陪伴，坐在专属的"一米书角"，

开启美妙的阅读时光。孩子依偎在家长身边，家长全身心投入，用充满情感的、温暖的话语给孩子读绘本，用正确的方式引导孩子取书、看书、翻书、放书，等等。这些良好习惯和美好的瞬间，一定会成为孩子一生中最珍贵的财富和最难忘的回忆。

4. 激发阅读兴趣——从图画入手

对于成人来说，第一眼看到的多是图书文字，阅读内容也多是先看字再看图，但是对于年龄较小的孩子来说，图画总会比文字更吸引他们。因此，初期的亲子阅读，家长可以选择绘本进行阅读，多给孩子看图的时间，让孩子通过仔细观察画面去理解故事内容，这有利于激发孩子的阅读兴趣。而且一定要相信孩子才是"读图的高手"，图画中隐藏的内容细节他们都能找到。一页书看多久，孩子说了算。什么时候才翻下一页的决定权请一定交还给孩子。当孩子在绘本中找到了一个又一个家长都没发现的细节内容时，孩子的阅读兴趣才会更加浓厚，孩子的观察力和想象力才能更大程度地被激发出来。

5. 培养阅读能力——找找、猜猜、想想、演演

在阅读绘本时我们会发现，大量绘本中都有重复的情节和语言，这非常适合孩子的学习特点，可以让孩子在不断地重复中找到相应的规律。即将翻开下一页时，可以留出时间让孩子来推测下面会发生什么。有些绘本中设置了问题或者悬念，也可以让孩子先猜一猜，然后再翻开下一页，看看故事的演变和孩子想的是否一致。还需要注意的是，在封面和前环衬及扉页上，作者总会设置一些与故事相

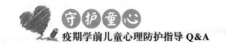

关的小线索，其实这时绘本已经开始讲故事了，可以启发孩子通过解读绘本名称、观察细节来预测故事结局，等到故事结局出现后，再进行回顾和修复或者想象和延伸。当绘本中出现很多人物和形象时，家长还可以试着改变声调或者音量，为不同的角色配音；还可以鼓励孩子扮演角色，让他们通过身体、姿态和声音来回顾故事中出现的人物形象。这对孩子的身体、认知发展及理解故事情节都能起到很好的促进作用。

6. 享受阅读乐趣——别给孩子压力

亲子阅读有许多好处，但绝对不是一件十分功利的事情，而是一个能让孩子快乐、家长快乐的过程。亲子阅读的主要动力不是打发时间，不是在书中学了多少个字、会用几个词、明白了多少道理等，而是通过亲子陪伴的过程培养良好阅读习惯、提升阅读兴趣、融洽亲子情感。可能读一会儿孩子就跑开了，可能阅读一天孩子什么也没有学到，这些都没有关系。即使孩子没有别人家的孩子那么优秀，家长也不要着急。尊重孩子的阅读节奏和阅读能力，更不要因此批评、指责孩子，破坏孩子的兴趣，让孩子失去亲子阅读的动力。家长放下结果，享受阅读的当下，阅读才会是一件快乐的事情，陪伴才会成为幸福的享受。

问题 43
如何合理安排亲子居家一日生活？

杨秀蓉老师答：

　　此次疫情防控形势十分严峻和复杂，按照专家的建议：最好的疫情防控就是宅在家里，尽量不出门。许许多多家庭因此长时间闭门不出，每天 24 小时足不出户，一周可以，但两周、三周长时间不出门，将会带来各种心理问题。因此，建立合理的作息制度，形成科学的生活常规，养成良好的生活习惯，把一日生活安排得井井有条，有助于提高人体免疫力，从而预防恐惧、紧张、焦虑等各种心理问题。

　　合理的一日作息安排，就是以时间维度规划出什么时间段做什么事情，形成一日作息流程。在此，向大家推荐"亲子居家一日作息流程及建议"，供参考。

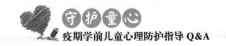

亲子居家一日作息流程及建议

时　间	事　项	建　议
8:00— 9:00	1.起床， 洗漱。 2.亲子操。 3.早餐。	1.照护人根据孩子的能力现状，鼓励、协助孩子自己穿衣、如厕、洗漱等，尽量让孩子生活自理。 2.照护人将卧室开窗通风15～30分钟。 3.亲子共同学习几套适合孩子能力现状的韵律操，每天坚持做1～2套，增进亲子情感的同时，促进孩子的动作、节奏感等发展。 4.孩子在固定的位置上就餐，照护人不用手机等电子产品吸引孩子，关闭电视，做到餐后漱口。
9:00— 10:00	1.制订一日活动计划。 2.亲子学习时光。	1.照护人根据孩子的能力现状，和孩子讨论梳理出一日活动安排并帮助记录，视情况引导孩子认识年、月、日、天气及其记录方式，学习按照计划执行活动内容。 2.照护人利用家中各种玩具、生活材料等，采用游戏方式，引导孩子发展动作、语言、认知以及社会性等领域的核心能力，可参考教育机构及专家、在线教育机构推送的合适的课程内容。 3.照护人提醒孩子如厕、洗手及饮水等，严格执行"七步洗手法"。 4.照护人在固定的时间尽心陪伴，引导孩子操作或游戏等，不玩手机，不看电视，其他家庭成员可共同参与游戏活动。 5.照护人引导孩子活动要注意动静交替，难易适度，尊重与要求相结合，切忌刻板执行一日活动计划，导致亲子关系紧张和滋生负面情绪。
10:00— 11:00	1.亲子韵律时光。 2.亲子生活时光。	1.照护人视孩子的能力现状，选择适合的韵律游戏，可跟随游戏机、全家一起做游戏；也可在网上下载适合的韵律游戏跟随运动，享受欢乐的亲子韵律时光。 2.引导孩子参与洗水果、分享水果的环节，适时认识水果。 3.全家严格执行"七步洗手法"。

（续表）

时　间	事　项	建　议
11:00—12:00	1.家务劳动时光。 2.厨师角色扮演时光。	1.照护人引导、陪伴孩子做力所能及的家务，如收拾屋子、擦地板、整理玩具等。 2.亲子共同准备午餐材料。 3.满足孩子动手制作午餐的兴趣和需要，提供娃娃家玩具，引导孩子通过扮演厨师，制作"美食"等，可用面、泥和生活材料操作，发展孩子的小肌肉动作。
12:00—13:00	全家共进午餐及餐后收拾整理。	1.全家严格执行"七步洗手法"。 2.引导孩子整理餐桌、发放餐具。 3.认识食物，了解其营养价值。 4.就餐时，不玩手机，不看电视。 5.餐后漱口、擦嘴，收拾、整理餐桌及餐具。
13:00—15:00	1.餐后安静活动，如阅读绘本、室内散步等。 2.午睡。 3.唤醒时光。	1.餐后不做剧烈和令人兴奋的活动。 2.离开餐厅或客厅，开窗通风15～30分钟。 3.照护人引导孩子安静午睡。 4.选择孩子最喜欢的方式唤醒起床。 5.根据孩子的能力情况，引导、鼓励孩子自己穿脱衣服、如厕、整理床铺等。 6.起床后卧室开窗通风15～30分钟。 7.喝水、吃点心、做亲子操。
15:00—16:30	1.自主游戏时光。 2.体能锻炼时光。 3.如厕、洗手及饮水。	1.视孩子年龄、个性、兴趣等，参考教育机构提供的游戏和教育专家推荐的各类游戏，照护人为孩子提供游戏材料，引导孩子自主游戏，家人参与游戏，提高孩子游戏的兴趣和持续性。 2.利用家庭空间、家具和生活材料等，开展运动量较大的体能活动，如跑、跳、钻等全身运动类游戏；照护人视孩子的能力现状，启发、带领孩子创造游戏内容和方式，注意引导和保护孩子的安全，运动前做好准备活动，防止意外事故。 3.提醒孩子及时如厕、洗手及饮水。 4.照护人尊重孩子的游戏意愿陪伴左右，适时提问或帮助孩子发展游戏情节。

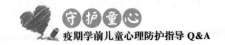
（续表）

时　间	事　项	建　议
16:30—17:30	1. 晚餐食材准备。 2. 动画时光。	1. 照护人引导孩子认识晚餐食材，参与食材准备。 2. 根据孩子的年龄和个性特点，选择适当方式，亲子达成观看动画内容及时长共识(5～30分钟)，培养孩子自我控制观看时间的好习惯。 3. 孩子观看动画片时，注意室内光线，避免过亮或过暗，音量调控适当，避免音量过大影响孩子的听力和产生噪声。
17:30—19:00	1. 全家共进晚餐及餐后收拾整理。 2. 餐后安静活动。	（同午餐）
19:00—21:00	1. 亲子游戏。 2. 洗漱。 3. 睡前亲子阅读。 4. 就寝准备及就寝。	1. 睡前亲子时光可选择手指游戏、绘画游戏或搭积木等安静游戏，营造温馨和谐氛围。 2. 坚持每天洗漱干净上床，视孩子情况洗澡或洗漱，为孩子做全身抚触，释放压力，注意预防孩子感冒。 3. 向孩子提问：今天过得开心吗？什么事让你开心？明天希望做什么？适当与孩子分享疫情相关信息，抚慰孩子的各种情绪。 4. 孩子自选绘本，照护人无条件满足孩子的共读需求，并提问引导孩子复述和讨论相关内容。 5. 与孩子共同准备第二天所需的衣物，睡前如厕，互道晚安等。

　　合理的作息制度有利于孩子养成健康的生活习惯，参考上述一日作息流程，在父母的带领下，孩子坚持一段时间，将会有意想不到的效果！但是，任何习惯的养成都不是一蹴而就的，趁此次疫情防控的特殊时期，让我们行动起来！父母好好学习，履行是孩子第一任老师的职责，增进亲子情感，促进双方共同进步！

问题 44
哪些童谣有利于帮助
孩子度过疫期？

杨君红老师答：

疫情防控期间，由于受到外部环境的影响，孩子或多或少会在认知、情绪、行为方面发生变化。少数孩子甚至会出现焦虑、烦躁、恐惧等心理；也有少数孩子不愿意改变自己的卫生习惯去积极防疫。此时，一首朗朗上口的童谣可能会收到意想不到的效果。哪些童谣有利于帮助孩子顺利度过疫期呢？在童谣的选择上要遵循以下六个原则。

第一，短小精悍，易学易背。

第二，可与肢体动作配合。

第三，押韵并有节奏感。

第四，易被孩子理解。

第五，与此时此刻环境或孩子行为有关联。

第六，无知识性错误。

下面推荐一些适合疫情防控间亲子共咏的童谣。

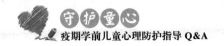

守护童心
疫期学前儿童心理防护指导 Q&A

1. 安抚情绪的童谣

（1）
小白兔，真爱哭，
一不高兴呜呜呜。
它说自己尾巴短，
对着爸爸呜呜呜。
它嫌衣服没有花，
对着妈妈呜呜呜。
它说萝卜不好吃，
打个滚儿呜呜呜。
呜呜呜，呜呜呜，
黑眼珠变成红眼珠。

（2）
不开心，想生气；
气之前，停一停；
闻一闻，花儿香；
吹一吹，深呼吸；
小嘴巴，说出来；
不打人，不伤己；
还有不能摔东西！

（3）
小孩小孩你别哭，
姐姐给你买东西；
小花猫，小白猪，
里面还有小鹦鹉；
鹦鹉学燕叫，
鹦鹉学布谷，
不哭，不哭，不哭……

（4）
天黑黑，月亮照；
小宝宝，要睡觉；
妈妈走，哇哇叫；
害怕黑，睡不着；
妈妈说，要勇敢；
不怕黑，男子汉；
小宝贝，不怕难；
遇挫折，勇于战。

（5）
开心开心，哇哈哈！
伤心伤心，呜呜呜！
生气生气，哼哼哼！
惊讶惊讶，哎呀呀！
我一开心就大笑。
哇哈哈！哇哈哈！
我一伤心就哭泣。
呜呜呜！呜呜呜！
我一生气就气呼呼。
哼哼哼！哼哼哼！
我一惊讶就跳起来。
哎呀呀，哎呀呀！

2. 关于疫情防护的童谣

（1）
风儿吹，雨儿下，
我趴窗口等妈妈。
妈妈是位"白大褂"，
病毒来了她不怕。
我学妈妈我不怕，
长大也当"白大褂"。

（2）
小朋友们要记牢，
公共场所戴口罩，
打喷嚏时要这样，
病毒来了就能防，
多喝水来多锻炼，
按时睡觉身体棒。

（3）
好孩子，爱干净，
手脏不能揉眼睛，
饭前便后勤洗手，
瓢盆碗筷消消毒，
桌椅板凳擦干净。
出门别忘小口罩。

（4）
预防千万条，
口罩第一条。
不往人群挤，
病毒不缠你。
洗手很重要，
胜过吃补药。

（5）
小宝宝们听我讲，
病毒来了要谨防，
待在家里不乱跑，
出门戴上小口罩。

（6）
好宝宝要听话，
冠状病毒真糟糕，
潜伏久，传播快，
人人叫它小妖怪，
多在家，少出门，
不到人群凑热闹。

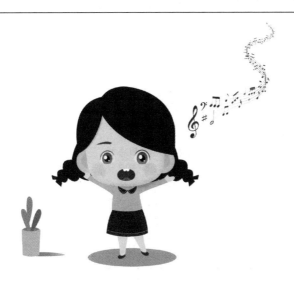

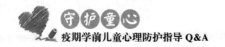
3.关于培养卫生习惯的童谣

（1）	（2）	（3）
捂住嘴，捂住鼻， 瘟疫想钻没空子。 不传染，不扩散， 气得瘟疫吹胡子。	一二三四五六七， 肺炎来了要警惕， 多通风来勤洗手， 闭门在家防病毒， 出门记得戴口罩， 我们都是乖宝宝。	小牙刷，手里拿； 早晚都要刷刷牙； 脏东西，都刷掉； 满口牙齿白白的!
（4）	（5）	（6）
自来水，清又清， 洗洗小手讲卫生。 手心相对搓一搓， 手背相靠蹭一蹭， 手指中缝相交叉。 指尖指尖转一转， 握成拳，搓一搓， 手指手指别忘掉， 手腕手腕转一转。 做个整洁好宝宝。	红灰蓝，紫黑白， 小小口罩真可爱。 你我他，都要戴， 别让身体受伤害。 颜色深，是正面， 正面一定要朝外。 皱褶深，轻拉开， 口鼻同时盖起来。 小下巴，要护好， 密封好了心实在。 金属条，放鼻上， 贴紧鼻梁不要歪。 大家一起都戴好， 健康歌儿唱起来。	自来水，清又清， 洗洗小手讲卫生。 饭前便后要洗手， 细菌不会跟着走。
（7）	（8）	（9）
勤洗手，多消毒， 病毒一边呜呜哭； 一出门，戴口罩， 病毒气得双脚跳； 见了面，拱拱手， 病毒不会跟我走； 多开窗，多通风， 病毒不会待家里。	小口罩，本领大， 病毒见了都害怕， 左耳右耳牢牢挂， 捂住鼻子和嘴巴， 出门一定别忘了， 保护健康人人夸。	突然打喷嚏， 赶快捂口鼻； 喷嚏打得远， 不要揉眼睛。 小心又小心， 都不会得病。

问题 45

如何利用疫情防控的典型事例，引导孩子树立正确的职业价值观？

李昕晨老师答：

　　5～6岁孩子在日常生活中会主动或被动地谈论自己长大后要从事什么职业。基于本阶段孩子的心理特点，我们发现多数孩子会对社会声望较高的职业感兴趣。家长和老师可能很少引导孩子根据自己的兴趣、特点、能力，乃至从人生观和价值观的角度去思考这个问题。

　　本次发生的新冠肺炎疫情，我们每个人都身处其中，我们在这场伟大的"防疫战"中思考并改变着自身的认识。这也正是对学前儿童开展职业启蒙教育的一个契机，我们可以尝试从以下几方面着手。

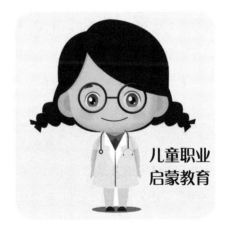

儿童职业
启蒙教育

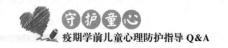

第一步：聆听

听听孩子对这次疫情防控的感受。（新型冠状病毒是什么样的？有什么危害？为什么危害很大？）

第二步：引导

引导孩子说一说：

参与这次疫情防控的都有哪些人？

（科学家、医生、警察、建筑工人、司机、志愿者，等等。）

他们都做了什么？有哪些壮举？

（研究病毒、救人、维持秩序、修建医院、运送人员和物资、给大家服务。）

你心目中的英雄有哪些？自己将来想要做哪种英雄？为什么？

第三步：升华

让孩子懂得，我们的幸福生活和社会安定是一个个平凡而优秀的职业人努力工作的结果；让孩子懂得职业没有贵贱之分，正是因为有这些奋斗在各个行业的优秀工作者，我们才能打赢这场"战役"；在孩子的心中播下个人职业理想应该与国家命运、社会发展结合起来的小种子，为孩子的长期发展注入不竭的动力。

> **典型案例**
>
> 近期疫情发展，让家长必须和孩子蹲守在家中以避免感染。一个6岁孩子的家长为了让孩子能安静下来，也为了更好地做"幼升小"的衔接，给孩子安排一些学习任务，便如往常一样教育孩子："……不努力的话，以后去工地搬砖呗。"
>
> 孩子回答："妈妈，那些搬砖的正在疯狂地建医院，难道他

们不伟大吗？"在这种情况下，家长似乎进入了一个进退两难的境地，是忽视孩子的反问还是顺势对孩子进行职业启蒙教育？这个时候家长可以尝试这样引导。

第一，承认错误，肯定孩子的观点。

第二，引导孩子谈论参与本次疫情防控的都有哪些工作人员，他们都做了什么，有哪些壮举？你是否想成为他们中的那些人呢？如果不想成为其中的这些职业人，那你长大了想做什么职业？

第三，根据孩子的回答，引导他们思考，自己想成为那些人需要付出怎样的努力，学习什么样的本领才能成为像他们那样优秀的人。

第四，在家庭环境中，利用现有材料，设置场景，和孩子一起玩职业体验游戏。

第五，在孩子能理解的前提下进行职业升华教育。

第五部分

游戏篇（配视频）

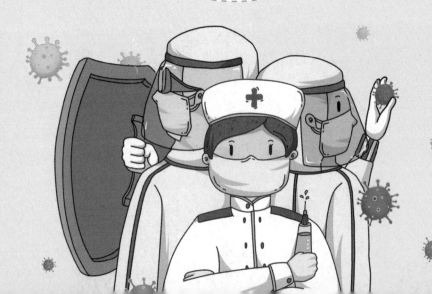

0～6岁是幼儿感知觉发展的关键时期，运动既能直接促进幼儿感知觉的发展，又能提高幼儿的环境适应能力、增强身体免疫力、增进身心健康。新冠肺炎疫情牵动着所有人的心，同时也拦住了所有人外出的脚步。为了让幼儿在家也能玩起来、动起来，北京绿树教育机构以运动游戏为主，精心制作了一系列动作发展游戏视频，包括大肌肉运动游戏和精细动作游戏两大类。大肌肉运动游戏从基本动作入手，锻炼幼儿的协调、平衡、力量和耐力等，分为走的游戏、跳的游戏、球类游戏三部分；精细动作游戏则通过生活化的小游戏，寓教于乐，提高幼儿的手眼协调能力。这些游戏场地要求简单、材料易得、内容有趣、形式多样，希望能得到小朋友和大朋友的喜欢。让我们赶快动起来吧！运动前不要忘了关注下面的小贴士哦！

室内运动小贴士

1. 保证光线充足，通风良好。运动时，室内温度尽量不要超过 24℃。

2. 空间场地适宜，地面干净整洁，尤其注意地面不要湿滑。

3. 穿舒服、易于运动的服装（不穿帽衫及有绳子的上衣）。如果运动区域是木质地板（或类似材质），可以适当光脚进行活动，其他情况需要穿合脚、轻便的运动鞋来完成。头上不戴饰品。

4. 用餐前后半小时内不要运动。

5. 注意动静交替，根据运动量适当补充水分。

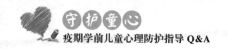

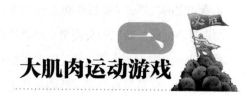

大肌肉运动游戏

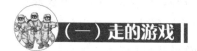

（一）走的游戏

游戏名称：走边边

游戏目的：

（1）增强动作的协调性以及身体的控制能力、平衡能力。

（2）发挥孩子的想象力。

（3）感受亲子游戏的快乐。

游戏准备： 2～4张报纸或废旧纸板等。

游戏玩法：

（1）将2～4张大报纸平铺在地上，家长双手向后拉住孩子的双手，带领孩子踩在报纸边上绕圈走。

（2）家长边走边做动作，孩子可以模仿家长做动作，例如，摸头走、叉腰走、蹲着走等。

（3）孩子边走边做动作，家长可以模仿孩子做动作。鼓励孩子发挥想象力，做各种有意思的小动作。

扫一扫

跟我们一起动起来吧

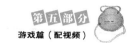

※ 温馨提示：

（1）尽量沿着报纸边走。

（2）根据孩子的年龄，可以适当增减报纸的数量。

（3）可以正着走，也可以倒着走。

游戏名称：移石过河

游戏目的：

（1）增强动作的协调性以及身体的控制能力、平衡能力。

（2）感受亲子游戏的快乐。

游戏准备：2张报纸或其他废旧纸张或盒盖，大小以放进两只脚为宜。

扫一扫

跟我们一起动起来吧

游戏玩法：

（1）家长摆放报纸，孩子行走。

（2）孩子摆放报纸，家长行走。

（3）孩子自己摆放报纸，自己行走。

※ 温馨提示：

（1）注意地面不要湿滑，周围尽量没有障碍，保证安全。

（2）摆放报纸时，要根据孩子的能力，报纸之间的距离不要太远。

游戏名称：超级模仿秀

游戏目的：

（1）用顶、背、夹报纸等方式增强身体的控制能力。

（2）感受亲子游戏的快乐。

游戏准备： 2张报纸或其他废旧纸张等。

游戏玩法：

（1）将报纸充分展开，顶在头上（尽量不用手），家长带领孩子变换速度走。

（2）将报纸对折成孩子自己后背可放住的大小，弯腰，双手展开，像小飞机一样背着报纸走。

可模仿小骆驼和老爷爷等（发挥孩子的想象力，代入各种角色）。

（3）将报纸对折，用腿夹着走（发挥孩子的想象力，模仿各种小动物如小企鹅、小螃蟹等）。

※ 温馨提示：

（1）要清除地面的障碍。

（2）发挥孩子的想象力，尽可能多地模仿身边的事物。

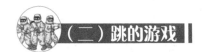

（二）跳的游戏

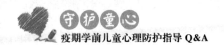

游戏名称：报纸跳跳跳 1

游戏目的：

（1）增强腿部肌肉力量，发展肌肉，增强心肺功能及平衡能力。

（2）提高弹跳能力、下肢的爆发力和协调性。

（3）体验亲子游戏的乐趣。

扫一扫
跟我们一起动起来吧

游戏准备：2～4张报纸或废旧纸张。

游戏玩法：

（1）将报纸对折平放在地上，每两张之间留出适当距离，家长和孩子一次性用双脚连续跳上（或跳过）报纸。

（2）将报纸对折平放在地上，每两张之间留出适当距离，家长和孩子一开一合跳过报纸。

（3）将报纸对折平放在地上，每两张之间留出适当距离，家长和孩子侧身跳过报纸。

※ 温馨提示：

（1）注意地面及环境安全。

（2）家长可以拉着年龄小的孩子的手一起跳。

（3）摆放报纸时，根据孩子的情况调整报纸之间的距离。

（4）建议对玩法（1）熟悉后再开始玩法（2），对玩法（2）熟悉后再开始玩法（3）。

游戏名称：报纸跳跳跳 2

游戏目的：

（1）增强腿部肌肉力量，发展肌肉，增强心肺功能及平衡能力。

（2）提高弹跳能力、下肢爆发力和协调性。

（3）体验亲子游戏的乐趣。

扫一扫

跟我们一起动起来吧

游戏准备：2～4张报纸或废旧纸张。

游戏玩法：

（1）将报纸对折平放在地上，每两张之间留出适当距离，家

153

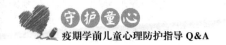

长和孩子尝试单脚跳过报纸。

（2）将报纸对折平放在地上，每两张之间留出适当距离，家长和孩子面对面手拉手，双脚侧身连续跳过报纸。

（3）将报纸对折平放在地上，每两张之间留出适当距离，孩子自主创编各种跳的方式。

※ 温馨提示：

（1）注意地面及环境安全。

（2）单脚跳时，注意提醒孩子左右脚交换跳。

（3）孩子自主创编的各种跳法，家长可以用视频的形式记录下来，孩子和家长比比谁的跳法多。

游戏名称：会动的报纸棍

游戏目的：

（1）利用移动的报纸棍发展孩子跳、钻的能力。

（2）提高孩子上下肢的协调性及身体的灵活性。

扫一扫

跟我们一起动起来吧

（3）体验亲子游戏的乐趣。

游戏准备： 报纸或其他废旧纸张。

游戏玩法：

（1）鼓励孩子学着家长的样子（或者家长握着孩子的手），将报纸卷成棍状（尽量细一点），家长单手握住报纸棍，上下有节奏地移动报纸棍，孩子找准时机从报纸棍下钻过。

（2）家长单手握住报纸棍，左右或者上下有节奏地移动报纸棍（可适当增加高度），孩子从报纸棍上跳过。

（3）家长单手握住报纸棍，上下有规律地移动报纸棍，孩子依据经验，自主选择钻过（爬过）或跳过。当孩子完成一个动作后，家长再变换移动规律。

※ 温馨提示：

（1）家长移动报纸棍的节奏要依据孩子的实际情况，由慢到快、由易到难。

（2）孩子连续跳、钻的时候最好铺一块地毯或地垫，保护膝盖。

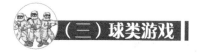

（三）球类游戏

游戏名称：瑜伽小达人

扫一扫

跟我们一起动起来吧

游戏目的：

（1）提高身体的柔韧性与灵敏度。

（2）增加亲子游戏的乐趣。

游戏准备： 2个皮球。家中如无皮球，也可以用废旧报纸等团成的纸球（外面再用胶带缠一圈，可以多次使用）代替。

游戏玩法：

（1）坐在地上，双腿并拢屈膝，用手控制球绕过身体。

（2）坐在地上，双腿并拢伸直，用手控制球绕过身体。

（3）坐在地上，双腿伸直打开，用手控制球绕过身体。

※ 温馨提示：

（1）建议家长和孩子面对面地坐，距离适中，一起进行。

（2）如果孩子不能完全伸直腿，不要强求，可以多练习几次。

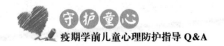

游戏名称：精灵小投手

扫一扫

游戏目的：

（1）通过上下肢的配合，提高身体协调性、灵敏度与柔韧性。

（2）增加亲子游戏的乐趣。

跟我们一起动起来吧

游戏准备：1个皮球。家中如无皮球，也可以用废旧报纸等团成的纸球（外面再用胶带缠一圈，可以多次使用）代替。

游戏玩法：

（1）家长和孩子坐在地上，双腿打开，用腿当球门，相互滚球或接球。

（2）家长利用身体当球门，孩子做投手。

（3）孩子发挥想象力，变换身体姿势当球门，家长做投手。

※ **温馨提示：**

（1）地面不要湿滑，注意安全。

（2）滚球的速度不要太快，要适中。

（3）不要用脚踢球。

游戏名称：传球小能手

扫一扫

游戏目的：

（1）锻炼身体协调性、灵敏度，提高反应速度。

（2）增加亲子游戏的乐趣。

跟我们一起动起来吧

游戏准备：1个皮球。家中如无皮球，也可以用废旧报纸等团成的纸球（外面再用胶带缠一圈，可以多次使用）代替；也可以用

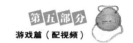

其他废旧的酸奶瓶等代替。

游戏玩法：

（1）家长与孩子背对背站立，家长发出上（下）口令，在头上（脚下）传球。

（2）家长与孩子背对背站立，家长发出左（右、上、下）口令，并从相应位置传球。

（3）家长与孩子背对背站立，同时进行上（下、左、右）方向的传球。

熟练后可互换角色。

※ 温馨提示：

（1）传球的速度要从慢到快。

（2）如果孩子不能找准左右方向，口令可以用相应一侧的物体代替。

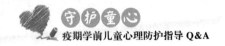

扫一扫

跟我们一起动起来吧

二、精细动作游戏

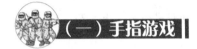

（一）手指游戏

适宜年龄：3 ~ 4 岁

游戏目的：

（1）能够一边说儿歌一边做手指游戏。

（2）通过手指的灵活运用，发展孩子的想象力，锻炼孩子手部小肌肉的灵活性。

（3）增进亲子关系，感受亲子游戏带来的乐趣。

游戏名称：石头剪刀布

游戏玩法及建议：

（1）家长可带领孩子一边做动作，一边一起诵记儿歌。

（2）根据儿歌内容，家长带着孩子做相应的动作。

（3）说到"一块布，两块布，我是老鹰，不是兔"时，家长两只手五指张开抓孩子的手。

儿歌内容：

一把剪刀，一块石头，变成小白兔。

一把剪刀，两把剪刀，亲亲小白兔。

一把剪刀，一块布，抓住小白兔。

一块布，两块布，我是老鹰，不是兔。

※ 温馨提示：

（1）家长可一边做相应动作，一边带领孩子学说儿歌。先让孩子根据动作猜猜是什么，然后再念儿歌。

（2）根据儿歌内容，家长做出相应动作。可以根据孩子的情况，由慢到快。

（3）说到最后一句时，家长两只手五指张开抓孩子的手。

游戏名称：手指变变变

游戏玩法及建议：

（1）家长可带领孩子诵记儿歌。

（2）根据儿歌内容，家长带着孩子做出相应的动作。

（3）说到"我把小手藏起来"的时候，家长可以带着孩子把小手藏到身上，让孩子寻找，也可以孩子藏，家长找，感受亲子游戏的乐趣。

儿歌内容：

手尖相对是小桥，小桥拱起是小山，

小山合上是冰棒，冰棒打开是小花，

小花打开是孔雀，孔雀打开是小手，

小手交叉变雄鹰，雄鹰高飞变蜗牛，

蜗牛爬爬变螃蟹，螃蟹横走变小手。

我的小手拍拍拍，我把小手藏起来。

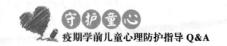

扫一扫

跟我们一起动起来吧

游戏目的：

（1）通过多种游戏，发展手部小肌肉的力量。

（2）发现生活中的美好，体验制作活动的乐趣。

游戏准备：

养乐多瓶子若干个（也可选用其他塑料小瓶子）、剪刀、水彩笔、纸。

游戏名称：章鱼跳跳

游戏玩法：

（1）在养乐多瓶子上画好章鱼的眼睛和嘴巴。

（2）用剪刀将瓶口剪成8份并向外弯曲。

（3）用手指轻轻按压头部再松开，小章鱼就跳起来了。

※ **温馨提示：**

（1）如果有制作的内容，家长可根据孩子的实际情况，鼓励孩子自己动手制作章鱼或带领孩子一起制作。

（2）根据孩子的情况，部分制作，比如，添画眼睛和嘴巴等。

（3）在制作过程中，要注意安全。

游戏名称：叠叠乐

游戏玩法：

（1）用养乐多瓶子玩搭高游戏，看谁搭得高。

（2）创意玩法，可一正一反搭起来，和家长比赛谁搭的层数多。

（3）也可和家长合作，两人一起搭一个养乐多小塔，看看怎样才能搭得又稳又高。

※ 温馨提示：

鼓励孩子玩好以后，自己动手收拾、整理、摆放瓶子。

游戏名称：打败病毒（保龄球）

游戏玩法：

（1）将纸裁成大小相等的若干张，画上病毒。

（2）把画好的病毒分别贴在养乐多瓶子上，数量自定。

（3）把"病毒"放在桌子一边排好，把纸团成球状，打"保龄球"。

※ 温馨提示：

（1）根据孩子的实际情况，家长鼓励孩子自己动手制作或带领孩子一起制作。

（2）在制作过程中，要注意安全。

游戏名称：打败病毒（套圈）

游戏玩法：

（1）将纸裁成大小相等的若干张，画上病毒。

（2）把画好的病毒分别贴在养乐多瓶子上，数量自定。

（3）把"病毒"放在桌子一边排好，用硬纸板剪成圆圈（或其他），进行套圈游戏。

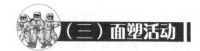（三）面塑活动

扫一扫
跟我们一起动起来吧

游戏目的：

（1）通过欣赏不同造型的动物形象，感知动物形态变化的特点。

（2）尝试、探索运用搓、捏、压扁、滚等技能塑造自己喜爱的小动物造型。

（3）在用面创造性地制作小动物形象的过程中体验自主探索、自由创作的乐趣，进一步感受面塑艺术的美。

游戏准备：

（1）光滑的面团，也可以用橡皮泥等代替。

（2）小豆子、红枣。

（3）小叉子、水果刀、筷子、易拉罐拉环。

游戏名称："鼠"你最棒

游戏玩法：

（1）家长可提前帮助孩子把面团准备好。

（2）准备适宜的豆子，黑豆最佳。

（3）家长带着孩子用面团、黑豆制作小老鼠，也可以让孩子自由创意。

游戏名称：年年有鱼

游戏玩法：

（1）家长带着孩子用面团制作鱼。

（2）鼓励孩子自由创作，制作不同样子、不同颜色的鱼。

（3）活动中会用到水果刀、易拉罐拉环，请家长注意孩子在活动中的安全。

游戏名称："牛"气冲天

游戏玩法：

（1）家长带着孩子用面团制作蜗牛。

（2）鼓励孩子自由创作，制作不同样子、不同颜色的蜗牛。

（3）准备适宜的豆子，黑豆最佳。

※ 温馨提示：

（1）如果使用面团制作，建议家长和孩子事先做好手部的清洁消毒，以保证面团在游戏后可以烹调食用，否则建议使用橡皮泥制作。

（2）建议家长带领孩子一起制作，让孩子参与制作面团的过程。

（3）制作过程中，家长可根据孩子的情况，带领孩子认识相关食材，注意使用相关工具的安全。

（4）制作结束，家长带领孩子一起收拾整理，培养孩子良好的习惯。